RECUEIL DES CONFÉRENCES

SUR LE

SERVICE DE SANTÉ DE L'ARMÉE

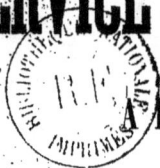

A L'INTÉRIEUR & EN CAMPAGNE

FAITES AUX

Officiers d'Administration de Réserve et de l'Armée Territoriale

Par M. A. LEMOINE

OFFICIER D'ADMINISTRATION ADJOINT DE 1ᵗᵉ CLASSE
DU SERVICE DES HÔPITAUX MILITAIRES

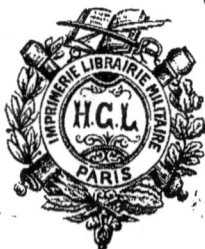

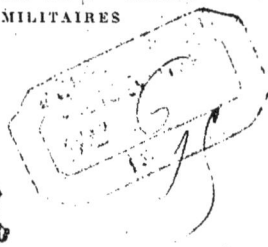

PARIS ‖ LIMOGES
11, Place Saint-André-des-Arts. ‖ 46, Nouvelle Route d'Aixe, 46.

Henri CHARLES-LAVAUZELLE

Éditeur militaire

1895

RECUEIL DES CONFÉRENCES

SUR LE

SERVICE DE SANTÉ DE L'ARMÉE

A L'INTÉRIEUR ET EN CAMPAGNE

Faites aux Officiers d'administration de réserve et de l'armée territoriale

RECUEIL DES CONFÉRENCES

SUR LE

SERVICE DE SANTÉ DE L'ARMÉE

A L'INTÉRIEUR & EN CAMPAGNE

FAITES AUX

Officiers d'Administration de Réserve et de l'Armée Territoriale

Par M. A. LEMOINE

OFFICIER D'ADMINISTRATION ADJOINT DE 1ʳᵉ CLASSE
DU SERVICE DES HÔPITAUX MILITAIRES

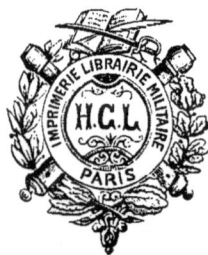

PARIS || LIMOGES
11, Place Saint-André-des-Arts. || 46, Nouvelle Route d'Aixe, 46.

Henri CHARLES-LAVAUZELLE

Éditeur militaire.

1895

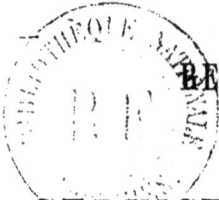

RECUEIL DES CONFÉRENCES

SUR LE

SERVICE DE SANTÉ DE L'ARMÉE

A L'INTÉRIEUR ET EN CAMPAGNE

Faites aux Officiers d'administration de réserve et de l'armée territoriale

---

CHAPITRE PREMIER

I. Fonctionnement général.

1. Le service de santé a reçu son autonomie par la loi sur l'administration de l'armée du 16 mars 1882 et par celle du 1er juillet 1889. Il est régi à l'intérieur par le règlement du 25 novembre 1889 et en campagne par celui du 31 octobre 1892.

2. Dans les hôpitaux militaires, le service de santé a pour objet de pourvoir au traitement des officiers et à celui des militaires en activité de service atteints de maladies ou de blessures qui ne peuvent être soignées dans les infirmeries régimentaires. Il pourvoit aussi au traitement des malades admis à charge de remboursement, de ceux qui sont autorisés par le Ministre dans certains cas spéciaux, et des militaires retraités ou réformés, lorsqu'ils sont atteints de maladies aigües ou nécessitant des opérations sérieuses.

II. Personnel.

3. Le personnel qui concourt à son exécution comprend :

1º Les médecins et pharmaciens de l'armée active, de réserve et de l'armée territoriale ;

2º Les officiers d'administration des hôpitaux de l'armée active, de réserve et de l'armée territoriale ;

3º Les sections d'infirmiers militaires ;

4º Les soldats infirmiers et brancardiers régimentaires ;

5º Eventuellement, les détachements du train des équipages ou d'autres troupes ;

6º Les aumôniers militaires ;

7º Les sœurs hospitalières ;

8º Le personnel civil attaché d'une manière permanente ou temporaire au service.

1º Officiers du corps de santé.

4. L'organisation actuelle et le fonctionnement du corps de santé sont réglés par les décrets des 27 mai 1882 et 5 juin 1883, et par les lois des 16 mars 1882 et 1er juillet 1889.

5. Ce corps a une hiérarchie propre dont les grades correspondent à ceux de la hiérarchie militaire, savoir :

Médecin ou pharmacien aide-major de 2ᵉ classe.	Sous-lieutenant.
—	—	de 1ʳᵉ classe.	Lieutenant.
—	—	major de 2ᵉ classe.....	Capitaine.
—	—	— de 1ʳᵉ classe.....	Chef de bataillon.
—	—	principal de 2ᵉ classe..	Lieutenant-colonel.
—	—	— de 1ʳᵉ classe..	Colonel.
—	—	inspecteur............	Général de brigade.
—	—	inspecteur général.....	Général de division.

Cette correspondance de grade ne modifie point la situation dans la hiérarchie générale et dans le service qui est fait aux membres du corps de santé.

7. Les médecins et pharmaciens militaires jouissent des bénéfices de la loi du 19 mai 1834, sur l'état des officiers.

2º Officiers d'administration.

8. Le personnel administratif du service de l'intendance et du service de santé a été constitué par le décret du 1er décembre 1862 et par les lois des 16 mars 1882 et 1er juillet 1889.

9. Il se compose d'officiers d'administration formant un corps distinct.

10. Il a une hiérarchie spéciale à cinq degrés, réglée comme il suit :

Officier d'administration adjoint de 2ᵉ classe.
  —   —   — de 1ʳᵉ classe.
  —   —   de 2ᵉ classe.
  —   —   de 1ʳᵉ classe.
  —   —   principal.

11. Ces grades n'ont pas de correspondance avec les grades effectifs de la hiérarchie principale, mais ils donnent droit aux honneurs militaires dans la limite tracée par les décrets des 4 octobre 1891 et 20 octobre 1892.

12. Les officiers d'administration ont le titre et le rang d'officier; ils jouissent des bénéfices de la loi du 19 mai 1834, sur l'état des officiers.

3° Sections d'infirmiers.

13. Les sections d'infirmiers militaires sont au nombre de vingt-cinq.

14. Le Ministre détermine, d'après les besoins de chaque corps d'armée, les effectifs et les cadres de chaque section.

15. Chaque section d'infirmiers forme un corps distinct tant pour l'administration que pour le commandement, sous l'autorité immédiate d'un officier d'administration assisté d'un officier d'administration adjoint. Le commandant de la section relève du médecin-chef de l'hôpital désigné par le Ministre. Les attributions de ce médecin-chef sont définies par la dépêche ministérielle n° 45, du 8 décembre 1889.

16. Les attributions et les responsabilités du commandant de la section sont les mêmes que celles de l'officier de troupe commandant une compagnie formant corps.

17. L'officier d'administration adjoint exerce dans la section les fonctions dévolues au lieutenant dans sa compagnie.

18. Les infirmiers militaires relèvent de l'autorité militaire pour la police et la discipline générales; ils sont soumis, envers les officiers du corps de santé et d'administration, ainsi qu'entre eux, à toutes les règles de la subordination.

19. Les sections d'infirmiers sont régies par le règlement sur le service intérieur des corps de troupe d'infanterie du 20 octobre 1892.

20. L'avancement est conféré par les directeurs du service de santé dans les conditions communes aux troupes d'infanterie.

21. L'inspection générale des sections d'infirmiers militaires est passée par l'inspecteur général du service de santé.

22. *Instruction des infirmiers.* — Aux termes de la décision ministérielle du 30 juillet 1893, il est donné aux infirmiers une instruction professionnelle et une instruction technique.

23. L'instruction professionnelle est donnée toute l'année et comprend :

1° Des notions sur l'organisation générale et le fonctionnement du service de santé à l'intérieur et en campagne.

2° La manœuvre du brancard, le chargement et le décharge-ment des voitures d'ambulance, des litières et des cacolets, des trains sanitaires, les opérations de montage et de démontage de tentes et baraques, ainsi que la connaissance et l'emploi du maté-riel de campagne, les soins à donner aux malades, la préparation et la conservation des aliments.

24. L'instruction dite technique n'est donnée, dans chaque éta-blissement, qu'aux infirmiers classés dans le peloton spécial d'ins-truction ; elle est relative :

1° A la tenue des cahiers de visite et à l'établissement des bons et des relevés de prescriptions ;

2° A l'hygiène hospitalière, à l'asepsie et à l'antisepsie ;

3° A la petite chirurgie, à l'hydrothérapie et aux bandages.

25. Tous les ans, à l'arrivée des jeunes soldats, il est formé un peloton d'instruction avec les hommes les plus instruits de la classe nouvelle et des classes antérieures.

26. Le peloton d'instruction a pour but de former :

1° Les infirmiers remplissant les fonctions d'infirmier de visite dans les salles ;

2° Les infirmiers dits de visite attribués à la pharmacie ;

3° Les infirmiers commis aux écritures ;

4°. Les infirmiers chargés des différents services généraux, tels que dépense, magasins, etc. ;

5° Les candidats au grade de caporal.

27. Les infirmiers qui ont suivi avec succès les cours du peloton d'instruction portent le caducée et le conservent lors de leur pro-motion au grade de caporal ou de sous-officier.

28. Les cours ont lieu tous les jours et leur durée est fixée à trois mois ; ils sont faits par un médecin-major et un officier d'admi-nistration désignés par le médecin-chef.

29. Les infirmiers reconnus aptes aux fonctions de commis aux écritures suivent en outre, pendant un mois, un cours de compta-bilité.

4° Infirmier-major.

30. Le sergent ou le caporal chargé du service d'une division de malades prend le titre d'infirmier-major. Il exige que les infir-miers sous ses ordres remplissent exactement leurs devoirs ; il veille au bon ordre des salles et assure leur propreté. Il est pré-sent à la visite ; il assiste aux distributions ; il fait de fréquentes tournées dans les salles, afin de pourvoir sur-le-champ aux besoins des malades et de faire connaître au médecin traitant le résultat de ses observations. Il est responsable, envers l'officier d'administration gestionnaire, de tout le matériel qui lui est confié. Il assiste à l'inventaire des objets et valeurs laissés par les décédés.

31. Il est commandé, chaque jour, un infirmier-major de garde,

lequel est sous les ordres de l'officier d'administration de garde. Cet infirmier-major reçoit la liste des hommes de service ; il fait les appels et les contre-appels, il commande et surveille les grandes corvées ; il a la police des cours et des promenoirs et il veille à leur propreté. Pendant la nuit, il surveille tout le service, il remplace les infirmiers-majors des divisions, il fait des rondes fréquentes dans les salles. Le matin, il fait son rapport par écrit à l'officier d'administration de garde.

32. Chaque jour, l'officier gestionnaire commande les infirmiers pour être de garde et pour veiller la nuit dans les salles ; autant que possible, ces infirmiers montent la garde dans les salles où ils sont habituellement employés.

5º Vaguemestre.

33. L'officier d'administration gestionnaire choisit un infirmier-major pour remplir les fonctions de vaguemestre. Il lui remet une commission visée par le médecin-chef.

34. Le vaguemestre est sous sa surveillance immédiate et il est pécuniairement responsable de sa gestion.

6º Infirmiers et brancardiers régimentaires.

35. Les infirmiers régimentaires ne sont détachés de leur régiment que pour accomplir un stage de deux mois dans un hôpital militaire, afin d'y compléter leur instruction pratique. Ils suivent les visites et sont exercés aux divers soins à donner aux malades, à l'application des appareils et des pansements, à la préparation des potions et des tisanes usuelles.

36. Ils concourent au service avec les infirmiers militaires et assistent aux exercices techniques qui sont faits (notice 6 du 22 septembre 1893, annexée au règlement).

37. Les brancardiers régimentaires sont recrutés parmi les musiciens et les ouvriers tailleurs et cordonniers ; ils n'accomplissent pas de stage à l'hôpital.

38. *Brancardiers d'ambulance.* — Les brancardiers d'ambulance sont affectés en campagne aux formations sanitaires et appartiennent à la réserve de l'armée active ; ils sont convoqués au dépôt de la section, soit à la même date que les réservistes de l'infanterie, soit à l'époque des manœuvres spéciales du service de santé, soit à celle des manœuvres d'automne. Ils reçoivent une instruction professionnelle théorique et pratique qui leur est donnée, dans chaque section ou hôpital, sous la direction du médecin chargé de la surveillance de la section, par le médecin et l'officier d'administration désignés à cet effet par le médecin-chef.

7° Détachement du train des équipages.

39. Les troupes du train des équipages militaires sont chargées en campagne de la conduite des voitures techniques et des fourgons du service de santé ; elles sont commandées et administrées par leurs chefs de détachement.

8° Aumôniers militaires.

40. Aux termes de la loi du 8 juillet 1880, il est attaché des ministres des différents cultes aux camps, aux forts détachés et aux garnisons placées hors de l'enceinte des villes contenant un rassemblement de 2.000 hommes au moins, et éloignés des églises paroissiales et des temples de plus de 3 kilomètres, ainsi qu'aux hôpitaux et pénitenciers militaires.

41. La loi de finances de 1887 prévoit un cadre d'aumôniers ainsi fixé :

Aumôniers succursalistes	à 1.200 fr.:	9 à l'intérieur,	4 en Algérie.			
—	—	à 900 fr.:	10	—		
—	—	à 600 fr.:	15	—	29	—,
Aumôniers titulaires		à 2.400 fr.:	10 en Tunisie.			

42. Dans les hôpitaux, les aumôniers doivent dire la messe tous les matins et faire la prière tous les soirs à la chapelle. Ils font des visites journalières dans les salles pour apporter aux malades les secours de la religion et l'administration des sacrements.

43. Ils prennent soin des vases sacrés, veillent à l'entretien des objets du culte, desquels ils sont responsables envers l'officier gestionnaire.

44. Il leur est interdit de s'immiscer en aucune façon dans les détails de service de la compétence exclusive de l'administration. Ils ne peuvent s'absenter sans la permission du médecin-chef. Les ministres des cultes non catholiques, sur un permis délivré par le médecin-chef, peuvent visiter les militaires malades leurs coreligionnaires. Ces ministres doivent être pourvus d'un titre constatant qu'ils ont été reconnus propres à remplir cette mission et qu'ils sont personnellement autorisés à cet effet par leurs supérieurs. Ceux du culte protestant réformé et calviniste et de la confession d'Augsbourg (luthériens) doivent produire une autorisation du consistoire de leurs ressorts respectifs ; celles délivrées aux rabbins du culte israélite doivent avoir été préalablement visées par le président et le grand rabbin du consistoire central.

45. Il est tenu, au bureau des entrées, un registre des malades non catholiques sur lequel les noms des ministres de ces religions sont inscrits.

9° Sœurs hospitalières.

46. Des sœurs hospitalières peuvent être placées dans les hôpitaux désignés par le Ministre.

Des traités passés avec les congrégations règlent toutes les conditions moyennant lesquelles leur participation est acquise à l'administration de la guerre; celui passé avec la congrégation des sœurs de Saint-Vincent-de-Paul porte la date du 10 mai 1862.

47. Le nombre des sœurs attachées à chaque hôpital est fixé par le Ministre. Elles sont placées sous la direction de l'une d'elles, qui prend le titre de sœur supérieure. Cette dernière répartit entre les sœurs les détails de service et veille à leur bonne exécution; elle est l'intermédiaire obligé entre les sœurs et les officiers d'administration, qui doivent borner leurs rapports directs avec elles aux simples indications nécessaires pour obtenir un fonctionnement régulier. — L'action des sœurs dans les services spéciaux s'exerce sous la surveillance de l'officier gestionnaire, envers qui elles sont responsables de l'exécution des détails et des objets matériels qui leur sont remis.

48. Leur service consiste :

1° Dans les salles : à concourir, avec les infirmiers, aux divers travaux intérieurs, à la distribution des aliments et à l'administration des médicaments; à donner aux fiévreux et aux blessés, particulièrement à ceux qui sont gravement atteints, les soins de toute nature compatibles avec leurs forces et avec la bienséance;

2° A la dépense et à la cuisine : à assurer la distribution régulière des denrées et à concourir à la préparation des aliments pour les malades;

3° A la buanderie : à assurer tous les détails du service;

4° A la lingerie : à prendre soin des effets et du linge qui y sont renfermés;

5° Aux ateliers de réparations : à y remplir les fonctions de maîtresse ouvrière.

10° Personnel civil.

49. Le personnel civil comprend les couturières, les blanchisseuses, les femmes veilleuses; dans certains établissements, le concierge, le jardinier, etc.

11° Dispositions communes à tout le personnel.

50. Le personnel de l'hôpital est subordonné à l'autorité militaire en ce qui concerne la police et la discipline générales: il relève du médecin-chef pour la police et la discipline intérieures de l'hôpital.

51. Le médecin-chef, lorsqu'il a le grade d'officier supérieur, a sur tout le personnel affecté à l'hôpital les droits disciplinaires

d'un chef de corps; lorsqu'il est d'un autre grade, il a ceux attribués par le règlement sur le service intérieur des corps de troupe à l'officier chef de détachement correspondant au sien.

52. L'officier d'administration gestionnaire a sur les officiers et élèves d'administration placés sous ses ordres et sur les infirmiers attachés à l'hôpital les droits disciplinaires d'un commandant de compagnie. Les officiers d'administration de 1ʳᵉ et de 2° classe ont les mêmes droits que les capitaines adjudants-majors; les adjoints de 1ʳᵉ et de 2ᵉ classe, ceux des lieutenants et sous-lieutenants.

53. Le médecin-chef tient le registre des punitions de tout le personnel.

54. L'officier gestionnaire est chargé de l'exécution des punitions infligées aux infirmiers.

55. Les permissions d'absence sont accordées dans les conditions prévues par le règlement du 1ᵉʳ mars 1890 (*B. O.*, P. R., p. 296).

56. Les permissions pour une partie du service ou de la journée sont accordées aux infirmiers par le médecin-chef, sur la proposition des médecins traitants, du pharmacien ou de l'officier gestionnaire, chacun en ce qui concerne sôn service.

57. Les permissions de minuit ou de la nuit sont accordées par l'officier gestionnaire ou, en son absence, par l'officier de garde.

III. Direction dans un hôpital.

58. La direction du service dans un hôpital militaire appartient au médecin le plus élevé en grade ou le plus ancien dans le grade; il prend le titre de médecin-chef. En cas d'absence, il est remplacé par le médecin le plus élevé en grade ou le plus ancien dans le grade.

59. Il assure le service médico-chirurgical. Il répartit, sur la proposition de l'officier gestionnaire, les officiers et élèves d'administration et les infirmiers militaires dans les différents services.

60. Son action s'étend à toutes les parties du service; il détient les documents de mobilisation; il vise et revêt de son cachet toutes les pièces administratives ainsi que les pièces de comptabilité.

61. Il prend part aux conférences concernant les améliorations à apporter aux locaux de l'hôpital; au préalable, il prend l'avis du pharmacien ou de l'officier gestionnaire en ce qui concerne les locaux affectés à leur service.

62. Il tient le registre des procès-verbaux relatant les conférences faites tous les quinze jours aux aides-majors sur tous les points de la science, de pratique et d'application des règlements.

63. Le médecin-chef réunit, tous les matins au rapport, les médecins traitants, le pharmacien et l'officier gestionnaire.

64. La police de l'hôpital lui appartient. Il signe les consignes

intérieures de l'établissement; il fait approuver par le commandant d'armes celles concernant la discipline générale. Il accorde les autorisations demandées pour visiter les malades. Il peut accorder aux officiers, sous-officiers et gendarmes non hospitalisés l'autorisation de prendre dans l'établissement des bains simples ou médicamenteux, des douches, ou de suivre un traitement par l'électricité. Les bains et les douches donnent lieu, pour les officiers, à un remboursement entre les mains de l'officier gestionnaire, qui en fait trimestriellement le versement au Trésor.

65. Le médecin-chef a l'initiative des propositions pour l'avancement dans la hiérarchie et pour l'admission à l'avancement dans la Légion d'honneur en faveur du personnel sous ses ordres.

66. Il est responsable, envers le directeur du service de santé, de l'instruction du personnel, de la bonne tenue de l'hôpital et de l'exécution du service.

Il a sous ses ordres des médecins traitants qui sont chargés des soins à donner aux malades et qui sont responsables envers lui du fonctionnement de leur service.

Les médecins traitants sont secondés par des médecins aides-majors. Ces derniers s'assurent de l'exactitude des relevés d'aliments et de médicaments, ainsi que de la bonne tenue des cahiers de visite.

67. Les médecins aides-majors d'un même hôpital concourent alternativement au service de garde.

68. Le médecin de garde reçoit et fait placer les entrants dans les diverses salles et désigne les lits qu'ils doivent occuper. Il constate les décès. Il établit, signe et remet au médecin-chef le rapport journalier sur l'exécution du service pendant les vingt-quatre heures. Il peut être nourri à l'hôpital contre remboursement (2 francs par jour, — notice 26).

IV. Gestion.

69. Gérer un service, c'est l'exécuter suivant des règles définies, avec obligation d'en rendre compte.

70. Les gestionnaires sont responsables, même pécuniairement, de la qualité des matières qu'ils reçoivent, de la conservation des approvisionnements, de la qualité des produits obtenus par la transformation, fabrication ou confection.

71. Comme garantie de leur responsabilité, ils sont obligés de fournir un cautionnement en numéraire, en rentes nominatives, ou bien en immeubles situés en France ou en Algérie, pourvu que ces immeubles aient une valeur supérieure d'un tiers à l'importance de la garantie exigée.

72. Le numéraire est versé dans les caisses du Trésor, et les titres de rente sont déposés entre les mains de l'agent judiciaire du Trésor.

73. Les cautionnements en immeubles sont constitués par acte reçu : à Paris, par le notaire du Ministre de la guerre; dans les départements, par le notaire au choix du gestionnaire. A la suite de cet acte, il est pris inscription hypothécaire sur les immeubles.

74. Dans un hôpital, la gestion est assurée, sous l'autorité du médecin-chef, par le pharmacien pour la conservation et la distribution des médicaments, et par l'officier d'administration pour ce qui concerne les deniers, les denrées et les matières.

1° Pharmacien.

75. Le pharmacien est chargé, sous l'autorité du médecin-chef, du service de la pharmacie.

76. Il est chargé de la comptabilité de la pharmacie et produit un compte annuel de ses opérations. Il établit les demandes de médicaments et de matériel spécial de pharmacie. Il est responsable de ses approvisionnements et propose en temps utile, au médecin-chef, le versement ou la mise en consommation des substances qui ont atteint la limite de conservation. Il ne fournit pas de cautionnement.

77. Il vérifie la qualité des médicaments, les place dans les conditions les plus favorables à leur conservation, les classe avec méthode et prend les mesures d'ordre nécessaires pour prévenir toute erreur.

78. Il est chargé de la préparation des livraisons de médicaments aux infirmeries régimentaires et vétérinaires ainsi qu'aux parties prenantes.

79. Il est responsable de la propreté et de la tenue des locaux de la pharmacie. Il peut faire partie des commissions de réception des divers services de l'habillement, du campement et des subsistances.

80. Il exécute les analyses chimiques ou expertises qui lui sont demandées par l'intermédiaire du médecin-chef. Ces opérations sont consignées à leur date sur un registre faisant connaître les raisons qui les ont motivées, les résultats obtenus et les conclusions formulées.

2° Officier d'administration.

81. L'officier d'administration gestionnaire est chargé, sous l'autorité du médecin-chef, du service administratif de l'hôpital. Il répartit le service entre les officiers et adjudants élèves d'administration sous ses ordres. Il est l'intermédiaire hiérarchique, pour tous les rapports de service, entre le médecin-chef et ces derniers. Chaque année, avant l'inspection générale, il remet au médecin-chef son avis personnel sur la façon de servir des officiers et élèves d'administration placés sous ses ordres. Ces

renseignements, écrits de sa main, sont conservés et tenus à la disposition de l'inspecteur général.

82. Il commande et administre le détachement d'infirmiers. Il assure, sous l'autorité du médecin-chef, l'ordre et la discipline dans tout l'hôpital.

83. Il est responsable de la propreté et de la bonne tenue des salles de malades, ainsi que de tous les autres locaux, à l'exception de ceux de la pharmacie.

84. Il veille à la conservation du mobilier, des approvisionnements du service courant et de la réserve de guerre, des objets de consommation et de pansement, ainsi que des denrées dont la préparation et la distribution ont lieu par ses soins.

85. Il délivre au vaguemestre une commission visée par le médecin-chef. Il remet chaque matin au médecin-chef la situation du mouvement des malades et des infirmiers. Il lui rend compte des punitions infligées et de tous les faits importants survenus dans les vingt-quatre heures ; il lui remet en même temps une situation-rapport contenant les propositions pour l'emploi du temps et la répartition des infirmiers.

86. Il adresse au médecin-chef, suivant ses besoins, les demandes d'augmentation ou de diminution du personnel administratif et des infirmiers. Il établit les demandes semestrielles de matériel ainsi que l'état des matières et objets susceptibles d'être proposés pour la réforme.

87. Il centralise, pour le détachement d'infirmiers, les propositions relatives à l'avancement ainsi que celles pour la médaille militaire et la Légion d'honneur.

88. Il annote les états, comme chef de détachement, pour ce qui concerne la conduite, la tenue, l'instruction militaire et la manière de servir des candidats; il les soumet à l'approbation du médecin-chef.

89 Il est comptable des denrées et des matières, effets ou objets dont il a donné récépissé. Il est responsable, vis-à-vis du Ministre de la guerre, des dépenses ou consommations non autorisées par les règlements, à moins qu'elles ne soient exécutées en vertu d'un ordre écrit de l'autorité supérieure. Il fournit un cautionnement dont le montant est basé sur l'importance de la gestion.

90 Il lui est interdit de se livrer à aucun négoce ou commerce et d'occuper tout autre emploi salarié, soit public, soit privé.

91 En cas d'absence, il est suppléé par l'officier d'administration le plus élevé en grade dans l'établissement. Toutefois, si celui-ci n'est pas agréé par l'officier gestionnaire et par le médecin-chef, il en est rendu compte au directeur du service de santé, qui provoque les ordres nécessaires pour faire désigner d'office un autre officier d'administration. Le suppléant doit être muni de la procuration de l'officier d'administration gestionnaire.

92. L'officier gestionnaire tient le registre matricule des offi-

ciers, le contrôle annuel et les livrets matricules des médecins, pharmaciens et officiers d'administration attachés à l'établissement.

93. *Service de garde.* — Lorsque l'effectif des officiers adjoints et des élèves d'administration est de trois au moins, l'officier gestionnaire commande chaque jour à tour de rôle, pour un service de garde de vingt-quatre heures, un officier d'administration adjoint ou un adjudant élève dont le nom est affiché à la salle de garde. En cas d'insuffisance de personnel, l'officier gestionnaire prend les mesures nécessaires pour que, soit de jour, soit de nuit, il y ait toujours dans l'hôpital un officier adjoint, ou un adjudant élève d'administration, ou un infirmier-major.

94. L'officier d'administration de garde reçoit les officiers de visite ou toute autre personne autorisée à visiter l'établissement; il fait des rondes fréquentes de jour et de nuit pour assurer le maintien de l'ordre dans l'établissement.

95. Il a la police spéciale des infirmiers. Il décide s'il y a lieu de permettre ou de refuser l'entrée de l'hôpital aux personnes porteuses de substances prohibées; il en rend compte au médecin-chef.

96. Il a dans ses attributions la surveillance des mesures intérieures de précaution contre l'incendie. Il parcourt plusieurs fois par jour tous les locaux pour s'assurer que les feux sont menés avec prudence.

97. Il s'assure, la nuit, qu'ils sont éteints. En cas d'incendie, il fait donner l'alarme et éveille tous les infirmiers. Il a la direction des secours jusqu'à l'arrivée de l'officier gestionnaire, du médecin-chef et des sapeurs-pompiers.

98. Il assiste à l'inventaire des effets laissés par les décédés ou s'y fait remplacer par l'infirmier-major de garde.

99. Il peut être nourri aux vivres d'hôpital, à charge de remboursement.

100. Il remet à l'officier gestionnaire, en descendant de garde, son rapport sur l'exécution du service pendant les vingt-quatre heures.

V. Contrôle.

101. Les établissements du service de santé sont soumis au contrôle des membres du corps du contrôle de l'administration de l'armée, conformément aux dispositions de la loi du 16 mars 1882 et du décret du 28 octobre de la même année.

102. Le contrôle local est exercé par le médecin-chef et, au degré supérieur, par le directeur du service de santé; en outre, le commandant d'armes, toutes les fois qu'il le juge utile ou qu'il en reçoit l'ordre, passe des revues d'effectif dans l'hôpital.

VI. Prestations en deniers et en nature.

OFFICIERS DU CORPS DE SANTÉ ET D'ADMINISTRATION

1° Prestations en deniers.

103. Les officiers du corps de santé et d'administration ont droit à des prestations en deniers déterminées par les tarifs de solde du 27 décembre 1890.

104. Ces prestations sont basées sur la correspondance des grades avec ceux de la hiérarchie militaire. Ils ont également droit, suivant leur position, à des indemnités prévues par le règlement sur le service de la solde du 29 mai 1890, telles que : indemnité de résidence dans Paris, en rassemblement, en marche; indemnité de première mise d'équipement, d'entrée en campagne, etc.

TARIFS DE SOLDE

DÉSIGNATION DES GRADES ET EMPLOIS	SOLDE NETTE			OBSERVATIONS
	par an.	par mois.	par jour.	
	fr. c.	fr. c.	fr. c.	Les augmentations progressives ne peuvent jamais profiter aux officiers d'administration de 2ᵉ classe qui ne seraient pas promus à la 1ʳᵉ classe, quelle que soit d'ailleurs leur ancienneté dans la classe.
Officier d'administration principal............	5.508 »	459 »	15 30	
Officiers d'administration de 1ʳᵉ classe / Après 13 ans à partir de la nomination à la classe immédiatement inférieure..	4.140 »	345 »	11 50	
Après 10 ans à partir de la nomination à la classe immédiatement inférieure..	3.780 »	315 »	10 50	
Au moment de la promotion à la classe.	3.420 »	285 »	9 50	
Officier d'administration de 2ᵉ classe....................	3.060 »	255 »	8 50	
Officier d'administration adjoint de 1ʳᵉ classe / 1ʳᵉ moitié à la liste.........	2.700 »	225 »	7 50	
2ᵉ moitié à la liste.........	2.520 »	210 »	7 »	
Officier d'administration adjoint de 2ᵉ classe..............	2.340 »	195 »	6 50	

ACCESSSOIRE DE SOLDE

Indemnité aux troupes en marche, en corps ou en détachement.

	PAR JOUR
	fr. c.
Officier d'administration principal..................................	5 »
Autres officiers d'administration...................................	3 »

Indemnité pour résidence dans Paris.

	PAR JOUR
	fr. c.
Officier d'administration principal..................................	4 »
Autres officiers d'administration....................................	2 60

Indemnité de monture.

	ALLOCATION NETTE		
	par an.	par mois.	par jour.
	fr. c.	fr. c.	fr. c.
Nº 2. Officier d'administration principal.............	360 »	30 »	1 »
Nº 1. Autres officiers d'administration.............	180 »	15 »	» 50

Indemnité d'entrée en campagne.

	fr. c.
Officier d'administration principal................	1.000 »
— — de 1re et de 2º classe.....	900 »
— — adjoint..................	500 »

Indemnité pour perte d'effets.

	Aux MILITAIRES prisonniers de guerre.	AUX MILITAIRES non PRISONNIERS de guerre.	
		Officiers montés.	Officiers non montés.
	fr. c.	fr. c.	fr. c.
Officier d'administration principal..................	700 »	515 »	400 »
— — de 1re et de 2º classe.......	600 »	350 »	300 »
— — adjoint de 1re classe........	400 »	325 »	275 »
— — adjoint de 2e classe.........	300 »		

Indemnité de responsabilité.

105. Les offic iers d'administration chargés d'une gestion, four-
nissant un caut ionnement, reçoivent une indemnité de responsabilité ainsi fixée :

		Cautionnement.	Indemnité de responsabilité.
	Hors classe......	15.000 »	900 »
	1re classe........	10.000 »	600 »
	2e —	5.000 »	300 »
Etablissements.	3e —	4.000 »	240 »
	4e —	3.000 »	180 »
	5e —	2.000 »	120 »
	6e —	1.000 »	60 »

Indemnité pour frais de bureau.

106. Les médecins militaires chargés de fonctions spéciales,
les pharmaciens et officiers d'administration gestionnaires et les
officiers d'administration commandant les sections, ont droit à
des frais de bureau dont le montant est déterminé par les tarifs de
solde et par les décisions ministérielles. L'indemnité pour frais de
bureau est due en toutes circonstances; elle est perçue par mois
et à terme échu, au titre du service de la solde, et ne peut être
payée qu'au titulaire de chaque gestion ou à ses ayants cause. En
cas de mutation, elle est décomptée d'après le nombre de jours
complémentaires, à raison de 1/360 de l'allocation annuelle.

107. Elle sert à pourvoir aux dépenses ci-après :

1° Fournitures de bureau;

2° Imprimés non prévus par la nomenclature ;

3° Chauffage et éclairage des bureaux administratifs ;

4° Reliures et entretien des registres et carnets composés de
formules non fournies par l'administration centrale (Décis. du
20 décembre 1891, *B. O.*, p. r., p. 69).)

FRAIS DE BUREAU

	INTÉRIEUR			ALGÉRIE		
	par an.	p. mois.	p. jour.	par an.	p. mois.	p. jour.
	fr. c.	fr. c.	fr. c.	fr. c.	fr. c.	fr. c.
1o Officier commandant une section d'infirmiers militaires formant corps pour faire face à toutes les dépenses........	360 »	30 »	1 »	396 »	33 »	1 10
Majoration pour un effectif supérieur à 300 hommes par 150 hommes ou partie de 150 hommes en plus................	90 »	7 50	» 25	90 »	7 50	» 25
Allocations supplémentaires — pour une fraction de section administrée par l'officier commandant..	18 »	1 50	» 05	25 20	2 10	» 07
pour une fraction de section administrée par le sous officier commandant	7 20	» 60	» 02	10 80	» 90	» 03
pour une fraction de section ne s'administrant pas séparément, mais fournissant des situations administratives de dizaine..............	3 60	» 30	» 01	3 60	» 30	» 01

	par an.	p. mois.	p. jour.	OBSERVATIONS
	fr. c.	fr. c.	fr. c.	
2o Officier commandant une fraction de section détachée d'Algérie en Tunisie pour faire face à toutes les dépenses.....	90 »	7 50	» 25	Le cas échéant, cette fraction de section s'administre séparément.

	Taux de l'indemnité annuelle.	OBSERVATIONS
	fr. c.	
3o Gestionnaires des établissements du service de santé ci-après :		
Magasins d'approvisionnement. — Magasin central de Paris.....	3.000 »	
Docks du service de santé.....	2.400 »	
Pharmacie centrale..........	2.400 »	
Réserve des médicaments de Marseille..................	1.200 »	
Magasin de réserve de Marseille.	840 »	
Magasin de réserve d'Alger....	720 »	
Hôpital d'instruction du Val-de-Grâce. Hors classe....................................	2.000 »	Décision do 5 janvier 1894.

FRAIS DE BUREAU (*suite*).

			Taux pour l'indemnité annuelle pour chaque classe d'établissements.						
			1re cl.	2e cl.	3e cl.	4e cl.	5e cl.	6e cl.	Annexes.
			fr. c.	fr. c.	fr. c.	fr. c.	fr. c.	fr. c.	fr. c.
Intérieur.	Région froide.	Hôpit. milit..	1.320 »	960 »	720 »	540 »	420 »	360 »	240 »
		Dépôt de matériel.......	»	»	»	360 »	330 »	300 »	»
	Région tempérée.	Hôpit. milit..	1.200 »	900 »	600 »	480 »	360 »	300 »	180 »
		Dépôt de matériel.......	»	»	»	330 »	300 »	270 »	»
	Région chaude.	Hôpit. milit..	1.080 »	780 »	480 »	420 »	330 »	300 »	120 »
		Dépôt de matériel.......	»	»	»	300 »	270 »	240 »	»
Algérie. Tunisie.	Région froide.	Hôpit. milit..	1.080 »	780 »	480 »	420 »	330 »	300 »	120 »
	Région tempérée.	Hôpit. milit..	990 »	750 »	450 »	360 »	300 »	300 »	120 »
	Région chaude.	Hôpit. milit..	960 »	720 »	420 »	330 »	300 »	270 »	120 »

TARIF DES INDEMNITÉS POUR FRAIS DE BUREAU

à allouer aux officiers d'administration gestionnaires des formations sanitaires.

DÉSIGNATION DES FORMATIONS SANITAIRES		FIXATION DES FRAIS DE BUREAU			OBSERVATIONS
		par an.	par mois.	par jour.	
		fr. c.	fr. c.	fr. c.	
Hôpitaux Ambulances	de quartier général.......	720 »	60 »	2 »	En vue de faciliter le service en campagne, surtout au début, les unités collectives comprennent des fournitures de bureau non seulement pour le service médical et le service pharmaceutique, mais encore pour le service administratif. Lorsque ces derniers seront employés par l'officier d'administration gestionnaire celui-ci devra en verser la valeur au Trésor ou les remplacer en temps opportun.
	de division d'infanterie....	720 »	60 »	2 »	
	de brigade d'infanterie....	360 »	30 »	1 »	
	de cavalerie...............	360 »	30 »	1 »	
	de montagne, de place forte et d'Algérie	360 »	30 »	1 »	
Hôpitaux	de campagne.............	1.080 »	90 »	3 »	
	d'évacuation.............	1.440 »	120 »	4 »	
	temporaires de 250 lits...	1.080 »	90 »	3 »	
	temporaires de 100 lits...	720 »	60 »	2 »	
	temporaires de 50 lits....	360 »	30 »	1 »	
Train sanitaire permanent...		360 »	30 »	1 »	
Station-magasin		1.080 »	90 »	3 »	

Ce tarif est également applicable aux officiers d'administration gestionnaires d'une formation sanitaire pendant les manœuvres d'automne; il ne s'applique pas aux exercices spéciaux du service de santé. (Note minist. du 17 octobre 1893, *B. O.*, p. r. p. 157.)

2º **Prestations en nature.**

108. En campagne, les officiers du corps de santé et d'administration reçoivent, comme les autres officiers, les allocations prévues par le tarif d'après le nombre des rations attribué à chaque gradé. Ces allocations sont fixées par le Ministre ou, par délégation, par le général commandant en chef; en principe elles sont les suivantes :

Officiers généraux ou assimilés.....................	4 rations.	
Officiers supérieurs...............................	3	—
Capitaines..	2	—
Lieutenants et sous-lieutenants...................	1	— 1/2.

Le droit aux vivres de campagne date du jour de la mise en route pour les points de concentration. (Titre II, art. 22 du règlement sur le service de la solde du 29 mai 1890.)

TARIF DES RATIONS DE VIVRES

DENRÉES	RATION forte de campagne.	normale de campagne.	CAMPS de manœuvre.
	kil.	kil.	kil.
Pain..	0.750	0.750	0.750
Biscuit	0.600	0.600	0.550
Riz...	0.100	0.060	0.030
Légumes secs	0.100	0.060	0.060
Sel...	0.016	0.016	0.016
Sucre	0.031	0.021	0.021
Café torréfié................................	0.024	0.016	0.016
Conserve de viande	0.250	0.200	0.200
Lard salé...................................	0.300	0.240	0.240
Viande fraîche..............................	0.500	0.400	0.300
Vin..	0ˡ 25	0ˡ 25	0ˡ 25
Eau-de-vie.................................	0.0625	0.625	0.625

TARIF DES SUBSTITUTIONS

On peut remplacer la ration de viande de bœuf par :

DÉSIGNATION DES DENRÉES	RATION	
	forte 0 k. 500	normale 0 k. 400
	kil.	kil.
Veau, mouton, porc, lapin, volaille, cheval	0.500	0.400
Boudin	0.375	0.300
Saucisses ou saucissons fumés	0.200	0.150
Cervelas, viande fumée, thon mariné, hareng salé, sardines	0.250	0.200
Hareng fumé	0.200	0.150
Morue sèche	0.125	0.100
Morue salée	0.300	0.250
Œufs	0.375	0.300
Fromage de Gruyère, de Hollande	0.250	0.200
Fromage mou	0.375	0.300

On peut remplacer la ration de légumes secs ou de riz par :

DÉSIGNATION DES DENRÉES	RATION	
	forte 0 k. 100	normale 0 k. 060
	kil.	kil.
Pommes de terre	0.750	0.450
Carottes, choux, navets	1 »	0.600
Choucroute	0.600	0.360
Navets confits	0.600	0.360
Semoule, orge perlé	0.100	0.060
Châtaignes ordinaires et décortiquées	0.150	0.090
Conserves de légumes (julienne, choux, épinards, carottes, navets)	0.120	0.070
Conserves de légumes en boîtes (haricots, flageolets, petits pois)	0.120	0.070
Fruits secs	0.200	0.120
Farine de froment	0.100	0.060
Pâtes d'Italie (nouilles, macaroni, vermicelle, etc.)	0.100	0.060
Farine de maïs	0.100	0.060
Farine de haricots, lentilles, pois	0.090	0.050
Fromage de Gruyère ou de Hollande	0.070	0.040
Fromage mou	0.110	0.060

3° Solde des infirmiers.

109. Les infirmiers reçoivent, comme les autres troupes, la solde prévue au tarif n° 4 du 27 décembre 1890, savoir :

	Rengagés.	Non rengagés.
Adjudant élève d'administration	2 90	2 65
Adjudant	2 90	2 65
Sergent-major	1 50	1 25
Sergent	1 20	» 95
Caporal fourrier	» 75	» 75
Caporal	»	» 45
Soldat	»	» 28

110. Par note ministérielle du 8 décembre 1890, les primes de travail ne sont plus allouées aux sous-officiers des sections ; cependant, les militaires rengagés ou commissionnés avant le 1er janvier 1891 perçoivent, jusqu'à l'époque où ils auront droit à leur retraite, les allocations qui leur étaient attribuées par la note ministérielle du 8 novembre 1887 et par les tarifs des 23 septembre 1874 et 11 juin 1885. Ces allocations sont, pour les sergents, de 1 franc, 0 fr. 40 ou 0 fr. 35 par jour, selon le cas. La solde proprement dite est ordonnancée par les fonctionnaires de l'intendance, par quinzaine et d'avance, sur la production d'un état de solde.

111. La prime de travail est payée mensuellement, par l'officier d'administration gestionnaire, sur les frais d'exploitation du service de santé ; elle entre dans la formation du prix de la journée.

112. Aux termes de la notice n° 17 du 2 janvier 1891, insérée au *Bulletin officiel*, les infirmiers militaires, caporaux et soldats employés dans les hôpitaux font ordinaire. Il est fait exception dans certains cas en Algérie et en Tunisie (épidémies, variations importantes dans l'effectif) et pour des petits hôpitaux désignés par la notice, en raison du faible effectif du détachement. Dans ce cas, les militaires sont nourris aux vivres d'hôpital, mais on opère sur la solde une retenue journalière de 0 fr. 20, laquelle est versée trimestriellement au Trésor pour être rétablie au crédit du service de santé.

113. Bien que faisant ordinaire, les infirmiers reçoivent gratuitement, à chaque repas, une ration de 20 centilitres de vin ou de 50 centilitres de bière ou de cidre allouée par le service de santé. Ces consommations entrent dans la formation du prix de journée.

114. Les soldats-ordonnances du train des équipages en subsistance au détachement ne reçoivent aucune allocation de boisson.

115. Il en est de même des infirmiers employés comme ordonnances, à moins qu'ils ne participent journellement au service des malades dans les salles.

116. Les adjudants et les sergents infirmiers, quel que soit le service auquel ils sont attachés, sont nourris aux vivres d'hôpital.

Ils subissent sur leur solde une retenue journalière qui est de 0 fr. 70 pour les adjudants et de 0 fr. 40 pour les sergents. Cette retenue est faite tous les cinq jours, en même temps que le prêt, et versée trimestriellement au Trésor par les soins de l'officier d'administration gestionnaire, pour être rétablie au crédit du service de santé.

4° Aumôniers.

117. Les aumôniers reçoivent une indemnité ordonnancée mensuellement par le directeur du service de santé sur les fonds du service de santé (chap. du pers^cl). En outre, il leur est alloué pour chaque service funéraire auquel ils assistent une rétribution fixée ainsi qu'il suit et qui leur est payée, sur un état d'émargement, par l'officier d'administration gestionnaire, sur les frais d'exploitation :

Soldats..............................	6 50
Sous-officiers.........................	8 »
Officiers subalternes..................	12 50
Officiers supérieurs...................	15 50

118. En temps de guerre, les ministres des cultes employés aux armées sont traités, pour la solde, comme les capitaines après six ans dans le grade. Ils ont droit également à une monture et aux vivres de campagne.

5° Les Sœurs.

119. En vertu d'une convention passée le 10 mai 1862, les sœurs sont chauffées, éclairées et soignées, en cas de maladie, aux frais de l'hôpital. Elles reçoivent de l'officier gestionnaire tout le matériel et le linge dont elles ont besoin, à l'exception du linge de corps. Leur nourriture est assurée moyennant une allocation annuelle de 400 francs par sœur, payable par quinzaine et d'avance. Il leur est payé, en outre, 50 francs par trimestre et par sœur pour subvenir à leur entretien et à leur habillement.

120. De plus, la congrégation a droit à une indemnité, à titre de première mise, de 200 francs pour chaque sœur, une fois payée. Les changements de sœurs ne motivent point l'allocation d'une nouvelle mise ; elle n'est due que pour les sœurs qui remplacent des compagnes décédées et pour celles nouvellement admises par suite d'augmentation de personnel. Toutes les dépenses sont payées par l'officier d'administration gestionnaire sur les frais d'exploitation.

121. L'administration rembourse à la congrégation les frais de premier voyage et de transport de hardes de toutes les sœurs nouvellement admises, de celles devant remplacer les compagnes décédées, ainsi que les frais de déplacements motivés par une réduction du personnel.

122. L'enterrement des sœurs décédées est fait aux frais de l'hôpital. On fait dire une messe chantée et trois messes basses.

Les détails de la cérémonie ne sont pas fixés par la convention ; les pompes funèbres réservées aux officiers subalternes leur sont ordinairement appliquées.

6° Personnel civil.

123. Le personnel civil reçoit des salaires fixés par le Ministre ou l'autorité déléguée ; les salaires sont payés par l'officier gestionnaire, sur un extrait du registre-contrôle portant émargement des parties prenantes.

VII. Remonte des officiers.

124. Les officiers du corps de santé et d'administration ont droit à une monture dans les positions suivantes :

DÉSIGNATION DES GRADES OU EMPLOIS.	NOMBRE DE CHEVAUX		
	Pied de paix.	Algérie et Tunisie.	Pied de guerre.
Médecin inspecteur général	2	4	4
Médecin et pharmacien inspecteur	2	3	3
Médecin et pharmacien principal	1	2	2
Médecin-major de 1re classe / du service hospitalier	1	1	1
des régiments d'infanterie	1	2	2
des régiments d'artillerie	2	2	2
des régiments du génie	1	2	2
de formation de campagne	»	»	2
Médecin-major de 2e classe / des régiments d'infanterie	1	2	2
des régiments de cavalerie	1	2	2
des régiments d'artillerie	1	2	2
des régiments du génie	1	2	2
des escadrons du train des équipages militaires	1	2	2
des écoles	1	»	»
de formation de campagne	»	»	1
Médecin aide-major / des régiments d'infanterie	1	1	1
des régiments de cavalerie	1	1	1
des régiments d'artillerie	1	1	1
des régiments du génie	1	1	1
des escadrons du train des équipages	1	1	1
des écoles	1	»	»
des diverses formations de campagne	»	»	1
Pharmacien-major attaché aux directions du service de santé	»	»	1
Officier d'administration attaché à la direction du service de santé d'un corps d'armée mobilisé	»	»	1
Officier d'administration du service de santé faisant fonctions d'officier d'approvisionnement dans les ambulances	»	»	1
Aumônier militaire	»	1	1

125. En campagne, les médecins du cadre actif et les médecins de réserve chefs de service ont une monture.

126. Les pharmaciens et les officiers d'administration attachés à la direction du service de santé d'un corps d'armée mobilisé, ainsi que les officiers d'approvisionnement des ambulances, sont également montés.

127. Les médecins de réserve en sous-ordre, les pharmaciens et les officiers d'administration attachés aux ambulances et aux hôpitaux de campagne ne sont pas montés: une voiture spéciale par formation sanitaire leur est affectée.

128. La remonte des officiers subalternes a lieu à titre gratuit; celle des officiers supérieurs est faite à titre onéreux ou à l'abonnement, dans les conditions prévues par l'instruction ministérielle du 7 octobre 1889.

129. Les officiers pourvus de chevaux de selle gratuitement et à titre temporaire tirent leur monture toute harnachée d'un corps de troupe désigné à cet effet.

130. Les médecins du cadre actif passant de la position non montée à la position montée reçoivent l'indemnité de première mise de harnachement de 150 francs.

Les chevaux délivrés temporairement ne sont que détachés des corps; ils doivent y rentrer ou être versés dans un corps plus à proximité, dès que les rations de fourrages cessent d'être allouées à leurs détenteurs, lesquels sont d'ailleurs responsables vis-à-vis du Trésor des accidents qui pourraient, par leur faute, survenir aux dites montures.

131. Les livraisons sont faites sur la simple présentation de la lettre de service des intéressés; ceux-ci donnent un récépissé au corps. L'état du cheval est constaté, lors de la livraison et lors de la réintégration, par un procès-verbal (modèle n° 1 du 1er juin 1879), établi en quatre expéditions (en cinq expéditions quand le sous-intendant qui ordonnance la solde de l'officier n'est pas celui qui est chargé de la surveillance administrative du corps livrancier).

132. A l'armée, les chevaux sont réformés par le général commandant le corps d'armée, sur le vu :

1° D'un procès-verbal dressé par le vétérinaire et signé par le sous-intendant militaire ;

2° De l'avis motivé du chef de service.

133. Les pertes de chevaux sont constatées par un procès-verbal.

134. En cas de mobilisation, les officiers de réserve et de l'armée territoriale, sans distinction de grade, peuvent emmener avec eux les chevaux leur appartenant en propre jusqu'à concurrence du nombre affecté à leur grade sur le pied de guerre. Toutefois, ces montures ne sont transportées gratuitement sur les voies ferrées qu'autant qu'elles sont accompagnées de leurs propriétaires et que le trajet à parcourir est supérieur à 60 kilomètres.

135. Les officiers montés ont droit à l'indemnité de monture et aux rations de fourrages prévues par les tarifs de solde du 27 décembre 1890 et par la décision ministérielle du 16 mai 1894.

Nombre de rations de fourrages à allouer aux officiers montés.

(Pied de guerre : Algérie, Tunisie.)

Officier d'administration attaché à la direction du service
de santé d'un corps d'armée mobilisé.................... 1 (1)
Officier d'approvisionnement des ambulances............ 1

TARIF DES RATIONS DE FOURRAGES

DÉSIGNATION DES PARTIES PRENANTES	TARIF DES RATIONS SUR LE PIED DE GUERRE		
	Foin.	Paille.	Avoine.
	kil.	kil.	kil.
Officiers du corps de santé de tous grades (en dehors des corps de troupe).................	2.500	2.000	5.000
Officiers d'administration......................			
Ministres des cultes..........................			
Train des équipages militaires (officiers et troupe).......................................	2.500	2.000	5.500
Mulets de toute provenance et quelle que soit l'armée à laquelle ils sont attachés...........	2.500	2.000	4.500

VIII. Convention de Genève.

Convention du 22 août 1864 pour l'amélioration du sort des militaires blessés dans les armées en campagne.

ARTICLE PREMIER.

136. Les ambulances et les hôpitaux militaires seront reconnus neutres et, comme tels, protégés et respectés par les belligérants, aussi longtemps qu'il s'y trouvera des malades ou des blessés.

137. La neutralité cesserait si ces ambulances ou ces hôpitaux étaient gardés par une force militaire.

ART. 2.

138. Le personnel des hôpitaux et des ambulances, comprenant l'intendance, les services de santé, d'administration, de transport

---

(1) 2 rations si l'officier d'administration a le grade d'officier principal.

de blessés, ainsi que les aumôniers, participera au bénéfice de la neutralité lorsqu'il fonctionnera et tant qu'il restera des blessés à relever ou à secourir.

Art. 3.

139. Les personnes désignées dans l'article précédent pourront, même après l'occupation par l'ennemi, continuer à remplir leurs fonctions dans l'hôpital ou ambulance qu'elles desservent, ou se retirer pour rejoindre le corps auquel elles appartiennent.

140. Dans ces circonstances, lorsque ces personnes cesseront leurs fonctions, elles seront remises aux avant-postes ennemis par les soins de l'armée occupante.

Art. 4.

141. Le matériel des hôpitaux militaires demeurant soumis aux lois de la guerre, les personnes attachées à ces hôpitaux ne pourront, en se retirant, emporter que les objets qui sont leur propriété particulière.

142. Dans les mêmes circonstances, au contraire, l'ambulance conservera son matériel.

Art. 5.

143. Les habitants du pays qui porteront secours aux blessés seront respectés et demeureront libres.

144. Les généraux des puissances belligérantes auront pour mission de prévenir les habitants de l'appel fait à leur humanité et de la neutralité qui en sera la conséquence.

145. Tout blessé recueilli et soigné dans une maison y servira de sauvegarde. L'habitant qui aura recueilli chez lui des blessés sera dispensé du logement des troupes ainsi que d'une partie des contributions de guerre qui seraient imposées.

Art. 6.

146. Les militaires blessés ou malades seront recueillis et soignés, à quelque nation qu'ils appartiennent.

147. Les commandants en chef auront la faculté de remettre immédiatement aux avant-postes ennemis les militaires blessés pendant le combat, lorsque les circonstances le permettront, et du consentement des deux partis.

148. Seront renvoyés dans leur pays ceux qui, après guérison, seront reconnus incapables de servir.

149. Les autres pourront être également renvoyés, à la condition de ne pas reprendre les armes pendant la durée de la guerre.

150. Les évacuations, avec le personnel qui les dirige, seront couvertes par une neutralité absolue.

Art. 7.

151. Un drapeau distinctif et uniforme sera adopté pour les hôpitaux, les ambulances et les évacuations; il devra être, en toute circonstance, accompagné du drapeau national.

152. Un brassard sera également admis pour le personnel neutralisé, mais la délivrance en sera laissée à l'autorité militaire.

153. Le drapeau et le brassard porteront croix rouge sur fond blanc.

Art. 8.

154. Les détails d'exécution de la présente convention seront réglés par les commandants en chef des armées belligérantes, d'après les instructions de leurs gouvernements respectifs et conformément aux principes généraux énoncés dans cette convention.

Art. 9.

155. Les hautes puissances contractantes sont convenues de communiquer la présente convention aux gouvernements qui n'ont pu envoyer des plénipotentiaires à la conférence internationale de Genève, en les invitant à y accéder; le protocole est, à cet effet, laissé ouvert.

Art. 10.

156. La présente convention sera ratifiée, et les ratifications en seront échangées à Berne, dans l'espace de quatre mois, ou plus tôt si faire se peut.

157. En foi de quoi les plénipotentiaires respectifs l'ont signée et y ont apposé le cachet de leurs armes.

158. Fait à Genève, le vingt-deuxième jour du mois d'août de l'an mil huit cent soixante-quatre.

Articles additionnels du 20 octobre 1868 (1).

Article additionnel premier.

159. Le personnel désigné dans l'article 2 de la convention continuera, après l'occupation par l'ennemi, à donner, dans la mesure des besoins, ses soins aux malades et aux blessés de l'ambulance ou de l'hôpital qu'il dessert.

160. Lorsqu'il demandera à se retirer, le commandant des

---

(1) Les articles additionnels n'ont pas encore été adóptés par les gouvernements signataires de la convention de Genève. Toutefois, en 1870, les puissances belligérantes les avaient adoptés.

troupes occupantes fixera le moment de ce départ, qu'il ne pourra toutefois différer que pour une courte durée, en cas de nécessités militaires.

Art. addit. 2.

161. Des dispositions devront être prises par les puissances belligérantes pour assurer au personnel neutralisé, tombé entre les mains de l'armée ennemie, la jouissance intégrale de son traitement.

Art. addit. 3.

162. Dans les conditions prévues par les articles 1 et 4 de la convention, la dénomination d'ambulance s'applique aux hôpitaux de campagne et autres établissements temporaires qui suivent les troupes sur les champs de bataille pour y recevoir les malades et les blessés.

Art. addit. 4.

163. Conformément à l'esprit de l'article 5 de la convention et aux réserves mentionnées au protocole de 1864, il est expliqué que, pour la répartition des charges relatives au logement des troupes et aux conditions de guerre, il ne sera tenu compte que dans la mesure de l'équité du zèle charitable déployé par les habitants.

Art. addit. 5.

164. Par extension de l'article 6 de la convention, il est stipulé que, sous la réserve des officiers dont la possession importerait au sort des armes, et dans les limites fixées par le deuxième paragraphe de cet article, les blessés tombés entre les mains de l'ennemi, lors même qu'ils ne seraient pas reconnus incapables de servir, devront être renvoyés dans leur pays après leur guérison, ou plus tôt, si faire se peut, à la condition toutefois de ne pas reprendre les armes pendant la durée de la guerre.

CHAPITRE II

BUREAU DES ENTRÉES

Admission des malades à l'hôpital. — Dépôt des valeurs et des effets. —
Sortie des malades. — Comptabilité en journées.

165. Le service du bureau des entrées est confié à un officier
ou à un élève d'administration; à ce service se rattache la surveillance du vestiaire et du magasin des effets déposés par les
entrants. Un ou plusieurs infirmiers sont employés à la comptabilité; un infirmier-major est chargé de la tenue du vestiaire et
du magasin.

I. Admission des malades.

166. On divise les malades en deux catégories :
1° Ceux traités à la charge du département de la guerre;
2° Ceux admis à charge de remboursement.
167. Sont admis et traités dans les hôpitaux militaires à la
charge du département de la guerre :
1° Les officiers de toutes armes, en activité, en disponibilité ou
en non activité, présents ou absents;
2° Les fonctionnaires du corps du contrôle, de l'intendance, les
officiers du corps de santé et d'administration, les aumôniers
militaires, les vétérinaires, les interprètes, les gardes d'artillerie,
les adjoints du génie, les archivistes et les employés militaires
commissionnés dans les mêmes positions;
3° Les chefs de musique en activité ou en suspension temporaire d'emploi;
4° Les officiers et les fonctionnaires de réserve et de l'armée
territoriale, pendant la durée des exercices auxquels ils sont convoqués;
5° Les sous-officiers et soldats présents à leurs corps ou titulaires d'une permission ou d'un congé de convalescence, y compris ceux de la gendarmerie et de la garde républicaine (les militaires de ces derniers corps, ainsi que les brigadiers et caporaux
fourriers, sont toujours traités comme sous-officiers);
6° Les soldats du génie détachés dans les compagnies de chemin de fer;
7° Les enfants de troupe, présents ou absents;

8° Les jeunes soldats appelés sous les drapeaux, lorsqu'ils ont reçu leur ordre de route ;

9° Les engagés volontaires, les rengagés de la réserve et les engagés conditionnels quand ils sont porteurs de feuilles de route pour rejoindre leur corps ;

10° Les militaires de l'armée active envoyés en congé avant l'expiration de la durée légale du service actif, les hommes de la réserve, ceux de l'armée territoriale et de la réserve, mais seulement pendant la durée des exercices auxquels ils sont astreints ou lorsqu'ils sont convoqués par un ordre de l'autorité militaire ;

11° Les militaires rentrant dans leurs foyers qui tombent malades en route, dans la direction et dans les délais prescrits par leur feuille de route ;

12° Les élèves de l'Ecole polytechnique, de Saint-Cyr, de Lyon et du Val-de-Grâce, qui sont traités autant que possible dans des locaux séparés, et reçoivent les mêmes allocations que les officiers, ainsi que les élèves boursiers militaires des écoles vétérinaires ayant contracté l'engagement sexennal ;

13° Les caserniers et les concierges des hôtels des officiers généraux n'ayant que le traitement de leur emploi ;

14° Les fonctionnaires et agents de la télégraphie militaire, pendant la durée des exercices ou manœuvres auxquels ils sont convoqués ;

15° Les ouvriers immatriculés de l'artillerie, pendant le temps de leur service ;

16° Les employés de l'administration centrale du département de la guerre, présents ou absents.

168. Sont admis et traités à charge de remboursement :

1° Les officiers, sous-officiers et soldats du régiment de sapeurs-pompiers de la ville de Paris ;

2° Les marins, officiers et soldats ou traités comme tels, dans les mêmes conditions que les militaires de l'armée ;

3° Le personnel de l'administration des colonies ;

4° Les employés des douanes et les agents des eaux et forêts, les préposés forestiers, lesquels sont traités comme sous-officiers ;

5° Le personnel de la trésorerie et des postes, pendant la durée des exercices militaires auquel il est convoqué ;

6° Les agents des postes embarqués sur les paquebots ou attachés aux bureaux français à l'étranger ;

7° Les employés des administrations civiles d'Algérie ;

8° Les caserniers ou les concierges des hôtels d'officiers généraux jouissant d'une pension de retraite ;

9° Les gardiens de batterie auxiliaires, lesquels sont traités comme sous-officiers (décret du 5 octobre 1886) ;

10° Les colons de l'Algérie, à défaut d'hospices civils ;

11° Le personnel d'exploitation du service des poudres et salpêtres, ainsi que les ouvriers externes de l'artillerie et du génie, lorsqu'ils sont blessés ou qu'ils tombent malades pendant l'exécution des travaux faits pour ces services, et lorsque les marchés des entrepreneurs font mention de ces conditions (ces malades ne sont pas admis dans les hôpitaux militaires lorsqu'ils sont atteints d'affections syphilitiques ou vénériennes);

12° Les prisonniers de guerre;

13° Les militaires étrangers;

14° Les réfugiés politiques.

169. *Cas spéciaux d'admission.* — Indépendamment des cas d'admission qui viennent d'être énoncés, le Ministre peut autoriser le traitement dans les hôpitaux militaires, à charge de remboursement, de personnes non comprises dans les catégories ci-dessus et pour lesquelles cette faveur est justement motivée.

170. *Militaires pensionnés.* — Les militaires jouissant d'une pension de retraite ou d'une solde de réforme, d'une gratification temporaire de réforme, d'une gratification de réforme renouvelable, lorsqu'ils sont atteints de maladies aiguës ou nécessitant des opérations sérieuses, peuvent être reçus dans les établissements hospitaliers, à charge de remboursement.

171. Leur admission, sur le vu d'un certificat de visite, est approuvée par le Ministre ou, en cas d'urgence, autorisée par le général commandant la subdivision qui en a reçu compte. Le général commandant le corps d'armée en informe le Ministre et lui adresse une copie du certificat de visite.

172. Il en est de même des militaires de l'hôtel des Invalides en position régulière d'absence.

173. *Militaires aliénés.* — Les militaires en activité de service atteints d'aliénation mentale ne sont admis que momentanément dans les hôpitaux militaires. Ils sont dirigés le plus promptement possible sur les établissements civils destinés au traitement de cette maladie et désignés par le Ministre.

174. Des conventions spéciales règlent les conditions de leur traitement aux frais du département de la guerre, jusqu'à ce qu'il ait été statué sur leur position. Ces conventions sont préparées par l'autorité militaire comme celles relatives aux hospices civils.

175. Après accord avec le préfet du département, agissant en vertu d'une délibération conforme du conseil général, elles sont soumises à l'approbation des Ministres de la guerre et de l'intérieur.

176. Toute demande d'admission d'un militaire dans un établissement d'aliénés est établie par le général commandant la subdivision et adressée : dans les départements, au préfet; à Paris, au préfet de police.

177. En cas de danger imminent, la demande est adressée au commissaire de police à Paris, et aux maires dans les autres communes.

178. Elle est accompagnée :

1° De l'état signalétique et des services du militaire;

2° D'un certificat du médecin-chef indiquant les caractères de la maladie et constatant l'état mental du militaire, ainsi que la nécessité de le tenir enfermé dans un établissement d'aliénés.

Les frais de conduite sont à la charge du service de santé quand le transport ne peut être effectué au compte du service de marche.

179. *Militaires mordus par des animaux enragés.* — Les militaires mordus par des animaux enragés sont envoyés à l'hôpital militaire du Val-de-Grâce, où toutes les facilités leur sont données pour suivre le traitement spécial de M. Pasteur.

180. *Remboursement des frais de traitement.* — Les frais de traitement dans les hôpitaux sont remboursés à l'Etat aux prix arrêtés, suivant le grade et la situation des militaires ou autres personnes.

181. Ce remboursement est effectué :

1º Pour les colons de l'Algérie et les militaires étrangers, par voie de versement au Trésor ;

2º Pour les autres personnels, par les ministères, services ou administrations dont ils relèvent ;

3º Pour les ouvriers externes de l'artillerie et du génie, par les entrepreneurs qui les emploient ;

4º Pour les prisonniers de guerre et les réfugiés politiques, suivant les conventions intervenues avec les départements des affaires étrangères ou de l'intérieur.

Pour les militaires pensionnés ou réformés de tous grades, la retenue pour remboursement des journées de traitement et des dépenses accessoires ne peut être supérieure au montant de la pension, de la solde ou de la gratification de réforme pendant la période du temps de présence à l'hôpital.

182. Le prix du remboursement des journées de traitement est fixé ainsi qu'il suit.

Dans les hôpitaux militaires et dans ceux de la marine :

		fr.	c.	
Officier général ou traité comme tel.	—	6	»	(19 septembre 1892.)
— supérieur	—	4	»	
— subalterne	—	3	45	
Sous-officier	—	2	35	} (Circulaire ministérielle
Caporal ou soldat	—	2	15	} du 16 novembre 1891.)

Dans les hôpitaux civils ou établissements spéciaux, les frais d'hospitalisation des malades traités à charge de remboursement sont payés à l'hospice par l'administration de la guerre et remboursés par les intéressés aux prix fixés par les conventions ; mais, lorsque le traitement journalier du militaire pensionné est inférieur au prix de journée fixé par la convention, le décompte de la feuille nominale est établi sur le taux du 365º du montant de la pension ou de la gratification.

183. La différence est supportée par le budget du service de santé.

184. *Feuilles nominales décomptées.* — Pour toute catégorie de

malades admis dans les hôpitaux à charge de remboursement et pour la garde républicaine, le remboursement du montant des journées de traitement, des dépenses et des sépultures spéciales, est assuré au moyen d'une feuille nominale décomptée.

185. Cette feuille est établie en simple expédition à l'aide du contrôle trimestriel (celle concernant les militaires et agents retraités de la marine et des colonies est établie en double expédition) :

1° A la fin de chaque trimestre, pour les malades relevant d'une même administration ou d'un même service ;

2° A la fin de chaque trimestre et aussitôt après la sortie ou le décès, pour chaque militaire jouissant d'une pension de retraite, d'une solde de réforme, d'une gratification temporaire et renouvelable de réforme, et pour tout individu soumis au remboursement par voie de versement au Trésor.

Les feuilles nominales sont transmises par le directeur du service de santé après vérification :

1° Dans les cinq premiers jours de chaque trimestre, au ministère de la guerre pour les administrations qui doivent opérer le remboursement des frais de traitement par voie de versement ;

2° Dans les cinq premiers jours de chaque trimestre, au préfet de chacun des départements de l'Algérie, pour le personnel civil de l'Algérie ;

3° Dans les cinq premiers jours de chaque trimestre et dans les cinq jours qui suivent la sortie ou le décès :

a) Au ministère de la guerre (7° Direction, Bureau des Hôpitaux), pour les militaires titulaires d'une solde ou d'une gratification de réforme ;

b) Au ministère de la marine (Bureau des Subsistances et Hôpitaux), pour la marine et agents retraités de ce département ;

c) Au ministère des colonies (2° Division, 7° Bureau), pour les militaires et agents retraités des colonies.

186. En ce qui concerne les militaires et agents retraités de la marine et des colonies, un duplicata de chaque feuille nominale est adressé aux mêmes dates au ministère de la guerre (Direction du Service de Santé).

187. *Billet d'entrée.* — Nul n'est admis dans un hôpital militaire sans un billet d'entrée régulièrement établi. Sauf dans le cas d'extrême urgence, les entrées à l'hôpital doivent, autant que possible, avoir lieu dans la matinée. Il n'y a qu'une seule formule de billet d'hôpital (modèle 44). Pour les militaires de tous grades appartenant à un corps de troupe et présents au corps, le certificat de visite est rempli par le médecin-chef de service et, en cas d'absence ou en vertu d'une délégation spéciale, par un des médecins placés sous ses ordres ; il est signé par le commandant de la compagnie, de l'escadron ou de la batterie et visé par le major. Pour les officiers sans troupe, les employés militaires, les militaires isolés, et pour toutes les personnes admises à charge de

remboursement ou par ordre spécial, le certificat de visite est établi par le médecin désigné par le commandant d'armes dans l'ordre de visite.

188. Lorsqu'il s'agit de militaires sans troupe en position de présence, l'ordre de visite est provoqué par le chef de service, qui signe aussi le billet d'hôpital.

189. Les billets sont, autant que possible, établis la veille de l'entrée; toutefois, lorsque le malade doit entrer le jour même à l'hôpital, il est reçu avec un certificat de visite spécial (modèle 45) délivré par le médecin. Le billet régulier doit être envoyé par le corps, le lendemain matin au plus tard.

190. Les militaires en position d'absence, ainsi que les individus susceptibles d'être admis à charge de remboursement qui ont besoin d'entrer à l'hôpital s'adressent au commandant d'armes ou au commandant de la gendarmerie quand ils ne résident pas dans une ville de garnison; l'une ou l'autre de ces deux autorités, suivant le cas, donne l'ordre de visite après avoir examiné la position du postulant et signe le billet d'entrée.

191. En ce qui concerne les militaires pensionnés ou jouissant d'une gratification de réforme, l'ordre de visite est donné par le général commandant la subdivision. Le billet d'entrée est signé par le commandant d'armes.

192. Le signataire de l'ordre de visite constate, sous sa responsabilité, le droit à l'admission à l'hôpital, soit à la charge du département de la guerre, soit à charge de remboursement.

193. Le jour de l'entrée appartient à l'hôpital.

194. *Détail des billets d'entrée.* — Le billet d'entrée est rempli avec soin, conformément au modèle, sans rature ni surcharge; les dates y sont portées en toutes lettres. Pour une personne étrangère à l'armée, on indique l'administration dont le malade fait partie ou, s'il est étranger, la puissance à laquelle il appartient.

195. Les indications relatives à l'état civil sont relatées avec soin. Les militaires sont toujours porteurs de leur plaque d'identité et de leur livret individuel.

196. Tout billet d'entrée d'un militaire de la réserve, de l'armée territoriale ou d'une personne admise à charge de remboursement porte, en tête et en gros caractères, l'annotation de cette position. Cette annotation est reproduite sur les feuilles d'évacuation et feuilles nominales.

197. En ce qui concerne les militaires pensionnés ou jouissant d'une gratification de réforme, le billet d'entrée indique de plus le numéro du certificat d'inscription de la pension ou de la gratification, ainsi que la quotité de cette pension ou de cette gratification.

198. Le billet d'hôpital suit le malade dans les divers établissements sur lesquels il peut être évacué, jusqu'à la sortie définitive, guérison ou décès.

199. Les dates d'entrée et de sortie y sont inscrites successive-

ment par l'apposition d'un timbre humide dans les cases spécialement réservées à cet effet.

200. Lorsque l'homme est rentré à son corps, la partie administrative du billet est conservée par la compagnie, et la partie
médicale est remise au médecin-chef de service pour servir à l'établissement de la statistique médicale.

201. *Admission sans billet régulier.* — Dans les cas urgents, le
malade est admis à l'hôpital sur l'invitation du médecin qui l'a
visité, ou, s'il y a lieu, d'après le certificat du médecin de garde.

202. L'officier d'administration gestionnaire établit et signe,
avec le médecin de garde, un billet provisoire qui doit être remplacé, le lendemain, par un billet d'entrée régulier.

203. *Visa du médecin de garde.* — A l'arrivée d'un malade à
l'hôpital, le médecin de garde le visite et timbre le billet d'entrée
d'un de ces mots : « fiévreux », « blessé », « vénérien ». Quand
le billet d'entrée présente une irrégularité, le médecin de garde
constate l'urgence s'il y a lieu; la régularisation se fait dans le
plus bref délai.

204. *Remise du billet d'entrée à l'officier d'administration préposé
aux entrées.* — Le billet d'entrée est ensuite transmis par le médecin de garde à l'officier d'administration préposé aux entrées,
lequel en fait de suite l'inscription sur le registre des entrées.

205. *Vérification du billet d'entrée.* — L'officier d'administration
préposé aux entrées vérifie, en présence du sous-officier qui
accompagne chaque entrant, toutes les indications portées sur le
billet d'entrée. Il se fait représenter le livret du malade et si, dans
les détails portés sur le billet, il trouve quelque indication erronée,
il la rectifie.

II. Dépôt des valeurs et des effets.

1° Dépôt de l'argent, des bijoux ou autres valeurs.

206. Si le malade a de l'argent, des bijoux ou autres valeurs,
ou s'il en reçoit pendant son séjour à l'hôpital, il doit en faire le
dépôt.

207. L'argent, les bijoux et les valeurs sont remis à l'officier
d'administration gestionnaire, qui en délivre au malade un reçu
particulier détaché d'un registre à souche et les dépose immédiatement dans sa caisse. Le numéro d'ordre du récépissé est reproduit sur le registre des entrées. Si le malade déclare n'avoir ni
argent, ni bijoux, ni valeurs, il est fait mention de sa déclaration
sur le registre des entrées.

Cette déclaration est signée par le malade.

208. L'officier d'administration gestionnaire ne peut exiger la
remise entre ses mains des valeurs adressées aux militaires en

traitement, que lorsque les destinataires ont ouvert la lettre contenant les valeurs et ont émargé au registre du vaguemestre.

209. Dans le cas de séjour prolongé à l'hôpital, l'officier d'administration gestionnaire peut remettre aux malades des acomptes
de faible importance à valoir sur la somme qu'ils ont déposée. Les
acomptes sont inscrits au verso du récépissé et de la souche ; ils
sont suivis des signatures de l'officier d'administration gestionnaire et du malade.

210. Les officiers peuvent conserver les effets et valeurs leur
appartenant.

2° Dépôt des effets.

211. Le malade entrant, après avoir été visité et inscrit sur le
registre des entrées, est conduit au vestiaire, où il fait le dépôt de
tous les effets et objets dont il est porteur ; ces effets et objets sont
immédiatement inscrits sur le registre des effets déposés par les
entrants.

212. On lui délivre alors un bonnet de coton, un mouchoir, une
chemise, une cravate, une capote, un pantalon, une paire de bre-
telles, des chaussettes, une paire de pantoufles et, s'il y a lieu, un
gilet de flanelle. Les capotes des sous-officiers portent au collet
un galon en or façon cul-de-dé. L'infirmier chargé du vestiaire
réunit dans le sac du malade, ou en un paquet, tous les effets qui
lui appartiennent et y attache l'inventaire détaché du billet
d'hôpital. Les effets déposés par les malades sont placés dans le
magasin à ce destiné, sous une série de numéros égale en nombre
à celui des lits contenus dans l'hôpital.

213. Les effets des malades entrants et particulièrement de ceux
atteints de maladies contagieuses sont désinfectés avant d'être
mis en magasin.

214. Le linge sale est mis à part, pour être blanchi avant d'être
réuni aux autres effets.

215. Les armes des officiers et soldats sont toujours déposées
dans le magasin.

216. *Conduite du malade à son lit.* — Après lui avoir lavé les
pieds et les mains si cela n'est pas jugé contraire à son état, le
malade est conduit par un infirmier dans la salle et au lit qui ont
été indiqués sur le billet par le médecin de garde. Le billet
d'hôpital est déposé dans une planchette fixée à la tête de son lit.

217. L'infirmier qui a accompagné le malade prend note du
numéro de la salle et du lit où il a été placé et communique ce
renseignement à l'officier d'administration du bureau des entrées.
On peut ainsi donner des renseignements précis aux personnes
qui viennent visiter les malades.

218. *Avis à donner aux corps et services.* — L'officier d'administration gestionnaire doit, sans délai et au moyen d'un bulletin

(modèle n° 46) adressé directement, donner connaissance des entrées dans les hôpitaux, savoir :

1° Pour les militaires des corps qui ne sont pas stationnés dans la place, aux conseils d'administration ;

2° Pour les marins reçus étant en route, au commissaire de marine du lieu de destination ;

3° Pour les engagés volontaires et les jeunes soldats tombés malades en se rendant à leur destination, au commandant de recrutement ;

4° Pour les officiers en non-activité ou jouissant d'une solde de réforme, au sous-intendant militaire de leur subdivision de région ;

5° Pour les militaires titulaires d'une gratification de réforme, au Ministre de la guerre (7° Direction; Bureau des Hôpitaux) (Lettre minist. du 16 novembre 1890) ;

6° Pour les militaires pensionnés, au Ministre de la guerre (7° Direction ; Bureau des Hôpitaux).

219. *Contrôles nominatifs par corps.* — Les contrôles relatent nominativement tous les malades présents à l'hôpital au premier jour du trimestre, et ceux qui y entrent pendant ce trimestre, avec l'indication des mutations ; ils sont tenus à jour et totalisés par mois et par trimestre. Ils sont établis par corps, par classe, par ministère ou par administration selon le cas.

220. *Situation journalière des malades.* — L'officier gestionnaire remet tous les jours au médecin-chef, qui l'adresse au directeur du service de santé, le mouvement journalier des malades. Les malades sont désignés par corps ou par catégorie. Les mutations des officiers sont indiquées nominativement. On fait connaître le nombre des lits existants, occupés ou vacants.

Une semblable situation est envoyée au général commandant la place.

221. *Registre de l'effectif des malades.* — Le registre d'effectif fait ressortir numériquement pour chaque jour le mouvement des malades et le nombre de journées de traitement; les mutations y sont relatées à leurs dates.

Il est divisé en trois parties :

A la première partie on inscrit tous les matins le mouvement journalier de la veille ; le nombre de journées est arrêté en toutes lettres dans la colonne d'observations.

A la deuxième partie, on inscrit trimestriellement les résultats numériques des contrôles nominatifs par corps.

Enfin, à la troisième partie, on récapitule la première et la deuxième partie, de manière à présenter les résultats complets du trimestre.

III. Sorties.

222. Il y a sept espèces de sorties, savoir :
1° Sorties après guérison ;
2° Sorties par convalescence ;
3° Sorties pour cause d'incurabilité ;
4° Sorties par évasion ;
5° Sorties pour ordre ;
6° Sorties par décès ;
7° Sorties par évacuation.

1° Sorties après guérison.

223. Les médecins traitants désignent, à la visite du matin, ceux des militaires dont la guérison est achevée et dont le séjour à l'hôpital n'est plus motivé, et qui doivent, en conséquence, sortir le lendemain. Il en est fait mention sur le cahier de visite et sur le billet d'hôpital.

224. Le médecin traitant inscrit, à la partie médicale de ce billet, le diagnostic définitif de la maladie et le mode de terminaison ainsi que les autres faits qu'il importe au médecin du corps de connaître ; il indique également si le sortant est hors d'état de remplir momentanément les obligations de son service ; il appose sa signature à la suite de ces indications.

225. Le billet d'hôpital est ensuite complété par l'inscription à la partie administrative de la date de la sortie, au moyen du timbre humide, comme il est dit pour l'entrée. L'enregistrement de la sortie est fait immédiatement sur le registre des entrées. Le jour de la sortie par guérison n'appartient pas à l'hôpital.

226. L'officier d'administration gestionnaire adresse chaque jour, aux divers corps de la garnison, l'état nominatif (modèle n° 61) des hommes désignés pour sortir le lendemain, afin qu'un fourrier puisse venir les prendre à l'hôpital.

227. Les corps et services intéressés, qui ne sont pas de la garnison, sont prévenus de la sortie des malades au moyen d'un bulletin spécial.

2° Sorties par convalescence.

228. La sortie par convalescence a lieu comme la sortie après guérison, avec cette différence que le malade reçoit à son départ une feuille de route délivrée par le médecin-chef ou l'officier d'administration gestionnaire délégué, avec les frais de route auxquels il a droit ; on lui remet aussi un titre de congé et un certificat de visite et de contre-visite.

229. Les congés sont délivrés par le général commandant la subdivision, qui statue par délégation du général commandant le corps d'armée.

230. Les corps et services intéressés sont prévenus du départ en congé par un bulletin d'avis (modèle n° 63).

3° Sorties pour cause d'incurabilité.

231. Toutes les fois que le médecin-chef reconnaît que la maladie dont un militaire est atteint n'est pas susceptible de guérir ou que son état le met dans l'impossibilité de rester au service, il le constate par un certificat indiquant d'une manière précise la nature des infirmités ou des blessures. Le militaire est ensuite présenté à la commission spéciale, qui se réunit au moins une fois par mois et qui, après la contre-visite faite par les médecins désignés à·cet effet, décide s'il y a lieu ou non de prononcer la réforme. Le corps est immédiatement avisé de la réforme par un bulletin modèle n° 46.

232. Le militaire réformé est mis en route par le médecin-chef et reçoit l'indemnité de route du lieu d'où il part pour rentrer dans ses foyers au lieu de son dernier domicile. (Décis. minist. du 21 septembre 1890.)

4° Sorties par évasion.

233. Lorsqu'un militaire s'évade de l'hôpital, l'officier d'administration gestionnaire fait sur le champ son rapport au médecin-chef et en donne immédiatement avis au commandant d'armes, au commandant de la gendarmerie et au conseil d'administration du corps auquel le militaire appartient. Les évasions sont constatées, dans les vingt-quatre heures de la date du rapport au médecin-chef, au moyen d'une enquête à laquelle sont appelées toutes les personnes que celui-ci juge convenable d'entendre.

234. Le rapport est signé de toutes les parties intéressées et est adressé au commandant d'armes. Cet acte indique les effets appartenant au service de santé que l'évadé a emportés et ceux qu'il a laissés. Une expédition du rapport d'enquête est jointe à la plainte de désertion, qui doit être dressée, s'il y a lieu, par le chef de corps conformément à l'article 25 du Code de justice militaire.

5° Sorties pour ordre.

235. Les militaires en traitement rayés de l'effectif soldé disparaissent du contrôle de leur corps pour figurer au contrôle des militaires libérés, réformés ou retraités selon le cas. Dès que les mutations se produisent, les conseils d'administration ou les chefs

de classe établissent un bulletin modèle 64. Ce bulletin, qui doit indiquer la nature et le nombre des effets que l'homme est autorisé à emporter, est transmis au sous-intendant militaire chargé de la surveillance administrative du corps, qui l'envoie au médecin-chef de l'hôpital.

236. Le médecin-chef le remet à l'officier d'administration gestionnaire, qui établit, pour chacun des hommes compris dans ce bulletin, un billet de sortie d'ordre au titre du corps et un billet d'entrée d'ordre au titre des militaires rayés des contrôles. Ce billet est signé par le médecin-chef et par l'officier d'administration gestionnaire.

6° Décès.

237. Les décès donnent lieu à différentes formalités qui font l'objet d'une conférence spéciale.

7° Sorties par évacuation.

238. On distingue deux sortes d'évacuations : les évacuations individuelles et les évacuations collectives.

239. *Evacuations individuelles.* — Les évacuations individuelles sont soumises par le médecin-chef au directeur du service, qui prononce ou provoque les ordres du Ministre.

240. Il est établi, pour chaque malade évacué, une feuille d'évacuation. Les effets, bijoux et valeurs qu'il avait déposés lui sont remis ; on lui remet également le billet d'hôpital et une feuille de route. Si le malade est accompagné, l'infirmier qui est avec lui est porteur de toutes les pièces et des valeurs appartenant au malade.

241. Quand il s'agit d'un aliéné, l'officier d'administration gestionnaire adresse par la poste et sous pli chargé, au directeur de l'asile, les bijoux et valeurs appartenant à l'aliéné ; les frais du chargement sont à la charge du service de santé.

242. Les objets qui ne peuvent être envoyés par la poste sont expédiés à la même adresse par les transports de la guerre, en observant les formalités des chargements.

243. Sur la présentation de la feuille d'évacuation et du billet d'hôpital, le malade est admis à l'hôpital sur lequel il a été dirigé, et la feuille d'évacuation, revêtue du récépissé, est renvoyée au médecin-chef du point de départ.

244. *Evacuations collectives.* — Les évacuations collectives sont autorisées par le général commandant le corps d'armée si elles ont lieu sur des hôpitaux du corps d'armée, et par le Ministre dans le cas contraire.

245. Le médecin-chef, sur la proposition des médecins traitants, désigne les malades qui sont en état d'être évacués.

246. Les billets d'hôpital de ces militaires sont remis à l'officier d'administration gestionnaire, qui établit une feuille d'évacuation.

247. Un médecin et un officier d'administration peuvent être désignés pour accompagner l'évacuation. Si l'évacuation a peu de malades ou si elle n'en comprend pas de gravement atteints, elle est dirigéepar un infirmier gradé.

248. *Revue de départ.* — Au moment du départ, les malades désignés sont réunis; l'officier d'administration chargé du bureau des entrées leur remet les effets et les armes dont ils avaient fait le dépôt.

249. Les bijoux, les valeurs et les autres objets qui appartiennent aux malades et dont ils avaient fait le dépôt, sont remis à l'officier d'administration chargé d'accompagner l'évacuation, qui en délivre un reçu et en demeure responsable. Le médecin-chef, assisté du médecin et de l'officier d'administration qui accompagnent l'évacuation, passe la revue de départ; il fait rayer de la feuille d'évacuation les malades qui, pour un motif quelconque, ne répondent pas à l'appel ou qu'il ne trouve pas en état de supporter le voyage; il s'assure que tous les hommes présents sont munis de leur livret et de leurs effets.

250. *Entrée des malades arrivés à destination.* — Le médecin, l'officier ou le sous-officier qui a dirigé l'évacuation remet au médecin-chef de l'hôpital dans lequel les malades sont reçus la feuille d'évacuation et lui rend compte des événements survenus pendant la route. Si un officier d'administration est attaché à l'évacuation, il remet au médecin-chef les billets d'hôpital qui doivent justifier l'entrée des malades dans l'établissement.

251. Après l'appel des malades, l'officier d'administration gestionnaire en donne un récépissé sur la feuille d'évacuation, qui, après avoir été revêtue du visa du médecin-chef et, s'il y a lieu, de ses observations, est rapportée au médecin-chef du point de départ pour être déposée aux archives.

IV. Comptabilité en journées.

252. *Situation mensuelle des malades.* — Cette situation est la reproduction exacte du registre d'effectif; elle fait ressortir le nombre des malades ainsi que des journées de traitement pendant le mois précédent; elle est établie en simple expédition et comporte un rapport sommaire par le médecin-chef sur le fonctionnement du service; elle est adressée, le 1ᵉʳ de chaque mois, au directeur du service de santé.

253. *Compte trimestriel en journées.* — Ce compte est établi à l'aide du registre d'effectif et des contrôles trimestriels par corps; il présente :

1º La récapitulation des trois situations mensuelles des malades ;

2º Le tableau récapitulatif par corps ou service ;

3º Le groupement du mouvement des malades suivant la classification budgétaire ;

4º Le mouvement trimestriel des officiers de garde et des infirmiers nourris à la dépense, ainsi que des sœurs hospitalières.

254. Il est remis au médecin-chef dans les vingt premiers jours du mois qui suit le trimestre expiré ; il est accompagné des pièces justificatives de mouvements. Le médecin-chef le vérifie, le vise et le transmet au directeur du service de santé. Ce dernier l'arrête et l'adresse au Ministre au plus tard le premier jour du deuxième mois qui suit le trimestre.

255. *Compte annuel en journées.* — Le compte annuel est la récapitulation des quatre comptes trimestriels ; il est établi en fin d'année en simple expédition et remis au médecin-chef, qui le transmet au directeur du service de santé. Il est conservé par ce dernier pour l'établissement du compte général en journées.

CHAPITRE III

DÉPENSE

I. Approvisionnements. — II. Marchés. — III. Achats sur place. — IV. Moyens éventuels d'approvisionnement. — V. Commission de réception. — VI. Préparation et distribution des aliments. — VII. Conservation des denrées. — VIII. Tarif alimentaire.

256. Le service de la dépense a pour objet la conservation et la distribution des denrées et objets de consommation, la préparation et la distribution des aliments, la tenue des registres et l'établissement des documents qui se rattachent à la comptabilité en consommation.

257. Ce service comprend :

Le bureau de la dépense ;

La dépense proprement dite, où sont reçus et conservés les denrées et objets de consommation ;

Les caves ;

La cuisine avec ses dépendances ;

Le bûcher, le jardin, etc.

I. Approvisionnements en denrées et objets de consommation.

258. On entend par denrées et objets de consommation les denrées, liquides, combustibles, fournitures de bureau et autres objets ne formant pas approvisionnement et justifiés seulement dans la comptabilité-deniers.

259. Il est pourvu à la fourniture de ces objets :

1° Par des achats par marché ;

2° Par des achats sur place sans marché ;

3° Eventuellement, par des cessions ou par des emprunts à d'autres services, par des récoltes de plantes ; enfin, dans des circonstances exceptionnelles, par voie de réquisition.

260. *Adjudications annuelles.* — Il est procédé chaque année à l'adjudication des denrées, liquides et objets de consommation jugés nécessaires pendant une année (du 1er janvier au 31 décembre) pour le service de l'hôpital.

261. L'instruction ministérielle du 31 juillet 1889 règle d'une

manière générale les formalités relatives aux adjudications. Un cahier des charges spécial du 11 juillet 1894 contient, pour le service de santé, les clauses et conditions auxquelles doivent se soumettre les fournisseurs.

262. L'adjudication a lieu chaque année, dans la première quinzaine d'octobre, pour l'année suivante, sans avis préalable du Ministre, à moins d'ordres contraires de sa part. La date est fixée par le directeur du service de santé.

262 *bis*. Pour les hôpitaux d'aux minérales de Vichy, Bourbonne et Barèges, l'adjudication a lieu dans les trois mois qui précèdent l'ouverture de la première saison de chaque établissement ; en Algérie et en Tunisie, dans la première quinzaine de septembre.

263. Un état des denrées, liquides, combustibles et objets à mettre en adjudication est établi par la commission de l'hôpital et soumis à l'approbation du directeur du service de santé. Cet état, approuvé, est reproduit sur les affiches annonçant l'adjudication.

263 *bis*. Des avis sont placardés et insérés dans les journaux au moins vingt jours avant la date fixée pour l'adjudication, sauf le cas où le Ministre jugerait convenable de réduire ce délai.

264. Aussitôt l'annonce de l'adjudication, une commission, composée du médecin-chef, du pharmacien et de l'officier gestionnaire, procède au choix des échantillons de denrées, objets de consommation, etc.

265. Après l'adjudication, ces échantillons, renfermés dans des bocaux transparents et revêtus du cachet du médecin-chef, sont classés avec soin pour servir, au fur et à mesure des livraisons, à apprécier l'identité des fournitures.

266. Toute personne qui a l'intention de prendre part à l'adjudication doit déposer entre les mains du médecin-chef, et dans le délai fixé par les avis au public :

1° Une déclaration indiquant son intention de soumissionner ;

2° Une pièce constatant sa qualité de Français ;

3° Un extrait de son casier judiciaire, pour établir qu'elle n'a jamais été déclarée en état de faillite, ou qu'elle a été réhabilitée, et qu'elle n'est pas en état de liquidation judiciaire. Toutefois, les créanciers faillis concordataires qui ont bénéficié de l'article 25 de la loi du 4 mars 1889, ainsi que les personnes admises à la liquidation judiciaire en vertu de la même loi, peuvent solliciter leur admission à concourir en produisant, soit le jugement déclarant qu'ils ne sont soumis qu'aux incapacités édictées par l'article 21 de la loi du 4 mars 1889, soit le document qui les a admis à la liquidation judiciaire, ainsi que l'autorisation spécialement délivrée par le juge commissaire en vue de l'adjudication à intervenir ;

4° Un état indiquant les entreprises dont elle aurait été antérieurement adjudicataire ;

5° Pour les marchés d'une importance supérieure à 20.000 francs en France et à 5.000 francs en Algérie ou en Tunisie, la déclaration écrite d'une personne solvable s'engageant solidairement avec le demandeur pour l'exécution du service à entreprendre.

267. Les personnes qui sont titulaires, au jour de l'adjudication, d'un marché passé avec le département de la guerre pour fournitures d'objets similaires, produisent purement et simplement, à l'appui de leur demande, une copie dûment certifiée de leur marché.

267 *bis*. Des conditions particulières d'admission sont imposées aux sociétés françaises en nom collectif ou en commandite.

268. Les déclarations d'intention de soumissionner sont instruites par le médecin-chef, membre technique, et examinées par les soins d'une commission ainsi composée : le maire ou son délégué, président ; le médecin-chef ; le membre technique ; un membre du conseil municipal désigné par le préfet ou sous-préfet ; l'officier membre de la commission d'adjudication et un second officier de la garnison, l'un et l'autre désignés par l'autorité militaire ; l'officier d'administration gestionnaire remplissant les fonctions de secrétaire-rapporteur.

269. Le résultat des délibérations de la commission est constaté par un procès-verbal qui contient, complètes et séparées, la liste alphabétique des admis et celle des non-admis. Une copie de ce procès-verbal est adressée immédiatement et directement au Ministre (service de santé) par le membre technique.

270. Les décisions définitives et sans appel de cette commission sont notifiées le jour même aux intéressés.

271. L'adjudication a lieu au jour et à l'heure indiqués par les annonces, par les soins d'une commission spéciale ainsi composée : le maire ou son délégué, président ; le médecin-chef, membre technique ; un officier de la garnison d'un grade au plus égal à celui du membre technique ; un fonctionnaire de l'intendance ; l'officier d'administration gestionnaire remplissant les fonctions de secrétaire-rapporteur.

272. Pour chacun des numéros à soumissionner et sur les propositions préalables du membre technique, le directeur du service de santé fixe les prix-limites au-dessus desquels il ne peut y avoir lieu à adjudication. Les prix-limites sont inscrits en chiffres et en toutes lettres sur un état qui est renfermé sous une enveloppe cachetée à la cire ; ce pli est placé sous une seconde enveloppe et envoyé au membre technique en temps utile, avant la date fixée pour l'adjudication.

273. L'adjudication est faite sur soumissions présentées en simple expédition sur papier timbré. Les prix sont inscrits en chiffres et en toutes lettres, ils sont exprimés en francs et centimes seulement et toute fraction inférieure au centime est considérée comme non énoncée. Cependant, lorsque la valeur de l'unité n'atteint pas le franc, le prix peut être exprimé en centimes et millimes ; la déclaration d'engagement personnelle est également reproduite à la suite de la soumission.

274. Chaque soumissionnaire a le droit de se faire représenter par un fondé de pouvoir porteur d'une procuration notariée ou sous seing privé, mais dûment légalisée et enregistrée.

275. Il peut encore adresser sa soumission, avec les pièces nécessaires à l'appui, par lettre recommandée, soit au président, soit au membre technique de la commission d'adjudication. La suscription de la lettre doit indiquer qu'elle contient une soumission. (Décis. minist. du 31 mars 1894, p. 319.)

276. Au jour et à l'heure fixés pour l'adjudication, le président, après avoir ouvert la séance et déposé sur le bureau le cahier des charges, la liste des personnes reconnues aptes à prendre la fourniture et le pli cacheté contenant les prix-limites, fait l'appel nominal des négociants admis à soumissionner.

277. A l'appel de son nom, chaque soumissionnaire ou son fondé de pouvoir dépose sur le bureau :

1° La notification d'admission qui lui a été adressée ;

2° Un pli fermé de cachets à la cire, contenant sa soumission ;

3° Le cas échéant, la procuration du fondé de pouvoir.

278. Aucune soumission ne peut être reçue à partir du moment où a commencé l'ouverture de celles qui ont été remises. Toute soumission déposée engage son signataire jusqu'au prononcé de l'adjudication.

279. Le président décachette ensuite les soumissions dans l'ordre de la présentation et y appose un visa daté. Il examine, de concert avec les autres membres de la commission, la validité de ces soumissions. Il en donne lecture à haute voix et les prix stipulés dans ces soumissions sont immédiatement inscrits au procès-verbal par l'officier d'administration gestionnaire, secrétaire-rapporteur.

280. Si plusieurs négociants offrent le même prix, il est procédé immédiatement entre eux seuls, et pour les seuls objets en litige, à une réadjudication sur de nouvelles offres. Les prix résultant de ces offres ne peuvent excéder les prix consentis d'abord par les signataires.

281. Dès que les opérations de classement et d'inscription au procès-verbal sont terminées, le président prend connaissance du pli cacheté renfermant l'état indicatif des prix-limites. Ces prix-limites ne sont communiqués qu'aux membres de la commission, qui doivent les tenir secrets.

282. La soumission qui a stipulé pour chacun des objets le prix le plus avantageux est déclarée admise. Si ce prix est inférieur ou égal au prix-limite, le signataire est proclamé adjudicataire provisoire au prix résultant de cette soumission.

283. Dans le cas où l'adjudication ne donnerait pas de résultat pour un certain nombre d'objets, il est procédé séance tenante, pour les objets vacants, à une nouvelle adjudication à laquelle prennent part tous les soumissionnaires admis par la commission à concourir à l'adjudication.

284. Si l'adjudication n'a donné aucun résultat, il est procédé, dans le délai de quarante-huit heures, à de nouvelles offres faites au membre technique, lesquelles sont converties en marché de de gré à gré.

285. Les résultats de l'adjudication et, s'il y a lieu, de la réadjudication sont constatés par un procès-verbal énonçant toutes les circonstances de l'opération ; on y relate les soumissions considérées comme nulles et l'on indique la cause qui les a frappées de nullité. Les soumissions qui ont été admises ou rejetées, à quelque titre que ce soit, sont annexées au procès-verbal d'adjudication.

286. L'adjudication ou la réadjudication n'est définitive qu'autant qu'elle a été approuvée par le Ministre de la guerre. (Décret du 18 novembre 1882.)

A cet effet, le dossier de l'adjudication est transmis au directeur du service de santé, qui est chargé de le soumettre, avec ses observations, à l'approbation du Ministre.

On y annexe les pièces suivantes :

1° L'état indicatif des prix-limites replacé sous enveloppe cachetée par le membre technique ;

2° Le relevé des offres à convertir en marché de gré à gré ;

3° Un tableau faisant ressortir le prix de journée d'après les nouveaux prix et la différence en plus ou en moins avec l'ancien.

286 bis. L'approbation ministérielle est notifiée aux adjudicataires au moyen d'un extrait de procès-verbal. (Modèle n° 278 de la nomenclature.)

II. Marchés.

293. *Marchés de gré à gré.* — Les marchés de gré à gré diffèrent des marchés par adjudication publique en ce sens qu'ils sont passés directement entre un fonctionnaire et un négociant, sans concurrence ni publicité.

On emploie ce mode d'achat :

1° En cas d'insuccès total ou partiel des adjudications ;

2° Pour des achats et travaux dont l'importance n'excède pas 20.000 francs ou, s'il s'agit d'un marché passé pour plusieurs années, dont la dépense annuelle n'excède pas 5.000 francs ;

3° Quand il y a urgence ;

4° Quand le secret est nécessaire (ces marchés doivent préalablement avoir été autorisés par le Président de la République, sur un rapport spécial du Ministre) ;

5° Quand il s'agit d'objets dont la propriété appartient à des porteurs de brevet d'invention ;

6° Pour les objets qui n'auraient qu'un possesseur unique ;

7° Pour les ouvrages et objets d'art et de précision dont l'exécution ne peut être confiée qu'à des artistes ou industriels éprouvés ;

8° Pour les travaux, exploitations, fabrications et fournitures qui ne sont faits qu'à titre d'essai ou d'étude ;

9° Pour les travaux que des nécessités de sécurité publique empêchent de faire exécuter par voie d'adjudication;

10° Pour les objets, matières ou denrées qui, à raison de leur nature particulière et de la spécialité de l'emploi auquel ils sont destinés, doivent être achetés et choisis aux lieux de production;

11° Pour les fournitures, transports ou travaux que l'administration doit faire exécuter au lieu et place des adjudicataires défaillants et à leurs risques et périls;

12° Pour les affrétements et pour les assurances sur les chargements qui s'ensuivent;

13° Pour les transports confiés aux administrations des chemins de fer;

14° Pour les achats de tabac et de salpêtres indigènes dont le mode est réglé par une législation spéciale;

15° Pour les transports de fonds du Trésor.

295. Les marchés de gré à gré sont passés, soit sur un engagement souscrit à la suite d'un cahier des charges, soit sur soumission de celui qui propose de traiter, soit enfin sur correspondance selon l'usage du commerce.

296. Les marchés de gré à gré doivent rappeler le paragraphe de l'article 18 du décret du 18 novembre 1882 en vertu duquel ils sont passés; il sont établis en triple expédition. Ils comportent l'indication des nom, prénoms et domicile du soumissionnaire, la déclaration qu'il a pris connaissance du cahier des charges et des échantillons et modèles-types et l'engagement de se soumettre à toutes les clauses et conditions stipulées au cahier des charges.

297. Le titulaire d'un marché dont l'importance atteint 20.000 francs à l'intérieur et 5.000 francs en Algérie est tenu de fournir soit une caution personnelle solidaire reconnue solvable, soit un cautionnement matériel, pour garantir les intérêts de l'Etat.

298. Les marchés de gré à gré ne sont exécutoires qu'après l'approbation définitive du Ministre.

III. Achats sur place.

299. Lorsque les denrées et autres objets de consommation n'ont pas été l'objet de marchés, l'officier d'administration gestionnaire en fait l'achat sur place.

300. Ces achats, faits autant que possible directement aux producteurs, se distinguent en:

1° Achats sur simple facture (achats faits chez des fournisseurs connus dans la localité, lesquels sont payés mensuellement);

2° Achats journaliers au marché sans facture (achats payés de la main à la main avec des avances faites par l'officier d'administration à la sœur ou à l'infirmier de la dépense).

301. Les premiers s'appliquent aux objets qui doivent être livrés

immédiatement quand la valeur de chacun des achats n'excède pas 1.500 francs.

302. Les seconds concernent les achats de peu d'importance, de denrées alimentaires faits au jour le jour sur le marché et payés comptant.

303. Les achats sur place sont contrôlés au moyen des mercuriales, ou des déclarations fournies par les autorités civiles, ou de tous autres renseignements que le médecin-chef juge à propos de se procurer.

304. Les achats journaliers au marché sont inscrits au jour le jour sur un carnet arrêté mensuellement et résumés dans un bordereau qui sert de pièce justificative de dépense.

IV. Moyens éventuels d'approvisionnement.

305. *Cessions.* — Sur l'ordre du Ministre ou, en cas d'urgence, du général commandant le corps d'armée, des cessions de matériel peuvent être faites aux hôpitaux militaires par un autre service du département de la guerre.

306. *Emprunt d'effets de couchage.* — Lorsque le mobilier des hôpitaux est insuffisant pour le service, il peut être fait, d'après l'autorisation du Ministre ou, en cas d'urgence, d'après celle du général commandant le corps d'armée, des emprunts d'effets de couchage au service des lits militaires. Ces effets ne doivent figurer ni dans les comptes, ni dans les inventaires du service de santé. Ils sont recensés aux époques fixées par les traités, comme le reste du matériel appartenant ou confié à l'entreprise.

307. *Récoltes des plantes médicinales.* — Lorsqu'il y a utilité ou possibilité de faire des récoltes de plantes médicinales, le pharmacien charge un de ses subordonnés de la direction de ces récoltes. Il demande au médecin-chef les hommes nécessaires pour ce service. Le produit des récoltes est pris en charge par le pharmacien au moyen d'un certificat administratif.

308. *Récoltes des plantes potagères.* — Lorsqu'il y a des jardins potagers cultivés aux frais de l'État, les récoltes de légumes, fruits, etc., s'effectuent par les soins de l'officier d'administration gestionnaire, qui les emploie exclusivement pour le service de l'hôpital. Les frais de culture sont compris dans les dépenses d'exploitation, et la valeur des récoltes, aux prix des marchés, figure sur le compte trimestriel en consommations et dans l'évaluation du prix de journée.

309. *Réquisitions.* — En cas de mobilisation totale ou partielle ou de rassemblement de troupes, des réquisitions peuvent être exercées par les fonctionnaires ou officiers auxquels ce droit est délégué. Elles sont adressées aux autorités municipales chargées de tout ce qui concerne la livraison et la rentrée des objets requis. Elles sont exercées dans les conditions de la loi du 3 juillet 1877.

V. Commission de réception.

310. Les denrées et objets de consommation sont rendus et livrés à l'hôpital aux frais du fournisseur, dans les délais indiqués sur chaque commande.

311. Les livraisons ont lieu sur la demande de l'officier d'administration gestionnaire, au fur et à mesure des besoins et de manière que le service soit toujours assuré à l'avance.

312. Toutes les livraisons effectuées par les fournisseurs sont soumises à l'examen d'une commission spéciale composée du médecin-chef, président, du pharmacien et de l'officier d'administration gestionnaire.

313. La vérification des denrées et objets de consommation livrés à l'établissement en vertu des marchés ou achetés sur place a pour objet de constater l'entier accomplissement des conditions du cahier des charges, la bonne qualité et le bon usage des objets livrés ou achetés et, s'il y a lieu, leur conformité aux échantillons ou modèles-types.

314. Le médecin-chef peut se faire suppléer par un médecin-major qu'il délègue; mais sa présence est nécessaire toutes les fois qu'il y a contestation.

315. Les procès-verbaux de ces opérations sont transcrits sur un registre *ad hoc* (modèle 84). Toutefois, pour les denrées alimentaires et les liquides livrés journellement, la réception est constatée sur un registre spécial de réception de denrées (modèle 85).

316. Les expéditions faites par des magasins d'approvisionnement ou par d'autres établissements de la guerre sont reçues directement par l'officier d'administration gestionnaire destinataire chargé, d'après le règlement général sur la comptabilité des matières, de prendre ou de provoquer les mesures propres à sauvegarder sa responsabilité, soit vis-à-vis de l'expéditeur, soit vis-à-vis du transporteur.

VI. Préparation et distribution des aliments.

317. Les prescriptions des aliments sont habituellement faites à la visite du matin pour toute la journée, sauf les modifications qui peuvent être jugées nécessaires lors de la visite du soir.

Elles sont toujours faites à haute voix, afin que chaque malade sache ce qui doit lui être donné. Elles sont inscrites par un infirmier, sous la dictée de chaque médecin traitant, sur un cahier appelé cahier de visite (modèle nº 14), qui est tenu séparément pour les jours pairs et pour les jours impairs.

318. Cet infirmier établit ensuite le relevé particulier des ali-

ments prescrits et le remet à l'officier d'administration gestionnaire, après qu'il a été signé et certifié par le médecin traitant. A
l'aide de ce document, l'officier gestionnaire établit le relevé
général comprenant toutes les prescriptions alimentaires qui ont
été faites dans la journée, soit à la visite, soit sur des bons particuliers. Ce relevé général doit être en concordance avec le mouvement journalier des malades ; il est visé par le médecin-chef.

319. Les aliments sont préparés à la cuisine par des infirmiers
placés sous la surveillance d'une sœur.

320. Des menus communs pour le grand régime des officiers et
pour celui des soldats sont préparés à l'avance par l'officier d'administration gestionnaire avec toute l'économie désirable, de
façon à varier les aliments à chaque repas. On arrête de la même
manière un menu commun pour le petit régime. Ces divers menus
communs sont soumis à l'approbation du médecin-chef, chaque
samedi, pour la semaine suivante ; ils sont envoyés à tous les
médecins-traitants, qui sont tenus de les prescrire tels quels sans
la moindre modification ; ils sont en outre affichés à la salle de
garde.

321. Les menus communs peuvent être modifiés dans le courant
de la semaine, toutes les fois qu'il y a avantage au point de vue
des achats ; mais les modifications sont toujours approuvées par
le médecin-chef et portées à la connaissance des médecins traitants et des médecins de garde avant la visite du matin.

322. Il n'est pas indispensable que les menus communs soient
identiques dans toutes les divisions de malades. Il est laissé une
grande latitude pour la composition de ces menus, qui ne doit
être subordonnée qu'au goût des malades, aux ressources locales
et aux conditions économiques, lesquelles s'imposent toujours.

323. La distribution des aliments est faite le matin à 10 heures
et le soir à 5 heures ; elle est annoncée par une sonnerie.

324. L'ordre de ces distributions est réglé de manière que
chaque division de malades soit, à son tour, servie la première.

325. Les portions de pain et de viande sont préparées d'après
les relevés particuliers.

326. La distribution commence par le pain et les boissons alimentaires ; viennent ensuite les potages, le bouillon et la viande ;
enfin les légumes et les aliments légers et particuliers.

327. L'officier d'administration gestionnaire prend les mesures
nécessaires pour que ces aliments arrivent aussi chauds que
possible.

328. Les infirmiers de visite font la distribution, le cahier à la
main, sous la surveillance des infirmiers-majors.

329. Les médecins aide majors veillent à ce que chaque malade
reçoive les quantités d'aliments qui lui ont été prescrites ; ils
les diminuent ou les suppriment aux malades auxquels des accidents seraient survenus depuis la visite.

MENU *du*   *au*   9 .

GRAND RÉGIME

DATES	DÉJEUNER			DINER			DESSERT des SOUS-OFFICIERS	VIANDE de MARMITE
	Soupe:			**Purée:**				
Dimanche....	Julienne........	Veau rôti	Haricots....	Haricots......	Rosbif	Pommes de terre.	Poires	1er Blessés.
Lundi........	Oseille........	Ragoût mouton.	Macaroni......	Lentilles......	Veau rôti....	Pois..........	Raisins.......	1er Fiévreux.
Mardi........	Poireaux........	Rosbif	Pommes de terre.	Pois	Gigot	Haricots........	Abricots	2e Fiévreux.
Mercredi....	Julienne........	Ragoût mouton.	Riz............	Haricots......	Bœuf mode..	Pommes de terre.	Pommes...	3e Fiévreux.
Jeudi	Oseille........	Rosbif	Macaroni....	Lentilles......	Veau rôti....	Lentilles	Confitures.....	4e Fiévreux.
Vendredi....	Oignons........	Ragoût mouton..	Pommes de terre.	Haricots......	Bœuf en daube .	Haricots........	Fromage	1er Blessés.
Samedi	Poireaux.......	Gigot	Riz............	Pois	Bœuf mode.....	Pommes de terre.	Raisins.......	1er Fiévreux.

PETIT RÉGIME

DATES	DÉJEUNER		3e ALIMENT DES OFFICIERS (Matin).	ŒUFS pour LÉGUMES	DINER		3e ALIMENT DES OFFICIERS malades.	DESSERT des OFFICIERS	ŒUFS pour LÉGUMES
	Soupe:								
Dimanche	Julienne..	Veau rôti......	Céleri..........	Charcuterie....	Volaille......	Nouilles........	Ris de veau....	Poires	1er Fiévr.
Lundi ...	Oseille...	Ragoût mouton.	Macaroni......	Poulet froid	Rôti	Choux-fleurs....	Blanquette......	Raisins....	
Mardi ...	Poireaux.	Bœuf mode.....	Pommes de terre.	Œufs	Gigot........	Épinards	Navarin de veau.	Abricots ..	
Mercredi.	Julienne.	Côtelettes	Haricots verts.	Rognons sautés	1er Bless.	Veau rôti...	Choux-fleurs....	Ragoût mouton.	Pommes..	
Jeudi....	Oseille..	Rosbif	Épinards	Pieds de veau ..	Volaille......	Céleri..........	Escalope	Confitures.	
Vendredi	Oignons	Carré de mouton.	Artichauts....	Charcuterie....	Veau rôti ...	Pommes de terre.	Langue sauce piqu.	Fromages..	2e Fiévr.
Samedi ..	Poireaux.	Biftecks.......	Choux-fleurs...	Foie de veau ...	Bœuf mode ...	Haricots Soissons	Gigot	Raisins....	

Le *Médecin-chef*,   L'*Officier d'administration principal gestionnaire*,

VII. Conservation des denrées.

330. La dépense doit comprendre, autant que possible, des emplacements séparés garnis des étagères nécessaires et fermant à clef, savoir :

1° Pour les approvisionnements de denrées ;
2° Pour un fruitier, s'il y a lieu;
3° Pour la boucherie ;
4° Pour le bûcher.

La cuisine doit avoir des pièces séparées pour un lavoir, pour un bûcher et un office.

La viande doit être suspendue par des crochets à des tringles en fer. La boucherie doit être très aérée et comporter, aux portes et aux fenêtres, de la toile métallique afin d'empêcher l'introduction des mouches et des insectes.

Le pain est mis sur des étagères à claire-voie pour en faciliter le ressuage.

Le vin doit, autant que possible, être mis en bouteilles pour n'être distribué qu'après un séjour en cave de six mois au moins.

Le riz est peu sujet aux altérations spontanées; il est habituellement conservé en sacs.

Les légumes secs s'altèrent aisément sous l'influence de l'humidité; ils doivent être mis en sacs et emmagasinés dans des locaux secs et bien aérés.

Le sel doit être également mis dans des locaux bien secs; on le tient renfermé en balles ou en sacs que leur degré d'usure désigne pour la réforme. Les vieilles futailles, les barils à salaisons peuvent être affectés à cet usage, on doit même les préférer aux vieux sacs si les ressources le permettent.

Le sucre craint l'humidité et les fortes chaleurs : il faut donc le tenir dans des locaux frais et secs, où l'air à la fois chaud et humide ne pénètre point. Les récipients sont isolés des murs et du sol.

Le café vert est d'une conservation facile ; il importe seulement de le préserver de l'humidité et de le tenir éloigné de toute substance capable de lui communiquer une mauvaise odeur.

Le café torréfié est très hygrométrique; il faut éviter de le laisser à l'humidité. Il est mis dans des caisses qu'on a le soin de garnir intérieurement de papier fort pour prévenir l'évaporation des principes aromatiques.

Les pâtes féculentes et les autres denrées de consommation courante sont conservées dans des vitrines, dans des coffres spéciaux ou sur des étagères.

TARIF ALIMENTAIRE

La notice n° 17, sur le régime alimentaire des hôpitaux, annexée au règlement sur le service de santé et modifiée par décision ministérielle du 2 janvier 1891, insérée au *Bulletin officiel*, fait connaître les allocations auxquelles les malades ont droit. Ces allocations sont les suivantes :

Alimentation des malades. — Les malades sont traités suivant un des régimes ci-après, savoir :

Grand régime ;
Petit régime ;
Régime des diètes.

Alimentation des officiers. — Le grand régime comprend quatre degrés composés, au repas du matin ou du soir, de la manière suivante, savoir :

	4 degrés.	3 degrés.	2 degrés.	1 degré.
Pain......................	320 gr.	240 gr.	160 gr.	80 gr.
Potages....................	40 centilit.	40 centilit.	40 centilit.	40 centilit.
Aliments du tarif............	Cinq.	Cinq.	Cinq.	Cinq.

328. Le petit régime comprend trois degrés composés, au repas du matin ou du soir, de la manière suivante, savoir :

	2 degrés.	1 degré.	1/2 degré.
Pain	160gr	80gr.	40gr
Potages.......................................	40cl	40cl	40cl
Aliments du tarif...............................	Cinq.	Cinq.	Cinq.

Les officiers supérieurs ont droit à un aliment en plus.

329. Au réveil, tous les officiers peuvent recevoir soit du café noir ou au lait, soit du chocolat au lait ou à l'eau, avec 25 grammes de pain, ou 25 centilitres de lait simple.

330. *Alimentation des sous-officiers et soldats.* — Le grand régime comprend quatre degrés composés, au repas du matin et du soir, de la manière suivante, savoir :

	4 dogrés.	3 degrés.	2 dégrés.	1 degré.
Pain...	320gr	240gr	160gr	80gr
Soupe..	40cl	40cl	40cl	40cl
Viande crue.................................	150gr	150gr	150gr	75gr
Légumes	25cl	25cl	125mil	125mil

331. Le petit régime comprend trois degrés composés, au repas du matin ou du soir, de la manière suivante, savoir :

	2 degrés.	1 degré.	1/2 degré.
Pain..	160gr	80gr	40gr
Soupe ou potage	40cl	40cl	40cl
Aliments du tarif.................................	Deux.	Deux.	Deux.

332. Les sous-officiers, à quelque régime qu'ils soient, peuvent toujours recevoir un dessert à chaque repas.

333. Au réveil, les malades à trois ou quatre degrés du grand régime peuvent recevoir du café noir avec 25 grammes de pain. Tous les autres malades peuvent recevoir soit du café noir ou au lait, soit du chocolat au lait ou à l'eau avec 25 grammes de pain, soit 25 centilitres de lait simple.

334. *Régime des diètes.* Le régime des diètes est commun aux officiers, sous-officiers et soldats.

335. Il comprend trois degrés composés, au repas du matin ou du soir, de la manière suivante, savoir :
Diète avec aliments : deux aliments du tarif;
Diète lactée : 1 litre de lait ;
Diète absolue : Néant.

336. L'un des aliments composant la diète avec aliments, peut être du bouillon gras comportant, par conséquent, une allocation de viande (120 grammes). Toutefois, cette allocation n'est faite qu'exceptionnellement et lorsque la quantité de bouillon n'est pas suffisante pour assurer les prescriptions.

337. *Boissons alimentaires.* — Les boissons alimentaires sont indépendantes du régime alimentaire.

338. Les prescriptions qui peuvent être faites pour chaque repas sont les suivantes, savoir :

	OFFICIERS	SOUS-OFFICIERS ET SOLDATS
Vin	50 ou 25 centilitres.	20, 15 ou 10 centilit.
Lait	50 ou 25 —	50 ou 25 —
Bière ou cidre	75 ou 50 —	50 ou 25 —
Thé	50 ou 25 —	25 —

339. *Infirmiers.* — Les adjudants ainsi que les sergents infirmiers reçoivent les aliments alloués aux sous-officiers malades traités à quatre degrés du grand régime, avec 20 centilitres de vin ou 50 centilitres de bière ou de cidre, ainsi qu'un dessert à chaque repas. Il leur est distribué, au réveil, une ration de 25 centilitres de café noir sucré.

340. Les adjudants et sous-officiers reçoivent, à titre de supplément, 20 centilitres de vin ou 30 centilitres de bière ou de cidre à chaque repas.

341. Lorsque les adjudants élèves d'administration sont nourris aux vivres de l'hôpital, ils reçoivent les mêmes allocations que les adjudants sous-officiers avec un aliment en plus du grand régime des officiers à chaque repas.

341 *bis.* Les infirmiers nourris exceptionnellement à la dépense reçoivent l'alimentation des malades traités à quatre degrés du grand régime.

342. *Allocations, répartitions, substitutions et suppléments.* — Les bouillons gras, les soupes grasses et les potages gras sont obtenus sans allocation spéciale de viande; on compose les menus du grand régime de façon à distribuer de la viande bouillie une fois par jour, soit aux infirmiers nourris à la dépense, soit aux malades du grand régime.

343. La quantité d'eau à mettre dans la marmite est fixée à 3 litres par kilogramme de viande à bouillir.

344. La viande peut être de bœuf, de veau, de mouton ou de porc frais; elle peut être remplacée par d'autres aliments du tarif, tels que poisson, volailles, œufs, gibier, lorsque la dépense est sensiblement égale.

345. D'une manière générale, les substitutions sont admises même pour les aliments qui ne figurent pas au tarif des allocations, sous la condition formelle de prix équivalents.

346. La viande bouillie donne environ 46 p. 100 de viande distribuable, et, lorsqu'elle est rôtie ou apprêtée autrement, environ 50 p. 100.

347. Le rendement du poisson frais est d'environ 50 p. 100.

348. Le déchet de torréfaction du café vert ne doit pas dépasser 18 à 20 p. 100.

349. Les diabétiques peuvent recevoir les suppléments spéciaux prévus par le tarif des allocations, tels que pain de gluten, de soya, gluten, pommes de terre, etc.

CHAPITRE IV

MATÉRIEL

350. Le matériel du département de la guerre comprend les matières, denrées, effets, etc., mis à la disposition de ce département ministériel et qui sont en service, approvisionnement, dépôt ou réserve.

351. La comptabilité est régie par le règlement du 9 septembre 1888, par l'instruction du 23 décembre 1888 et l'appendice du 16 octobre 1889, et, pour certaines formalités spéciales au service de santé, par le règlement du 25 novembre 1889.

352. Dans un hôpital, le médecin-chef, sous sa responsabilité, est chargé de signaler, en temps opportun, les besoins en matériel ainsi qu'en effets de toute nature nécessaires au fonctionnement du service.

353. L'approvisionnement des hôpitaux en mobilier et en objets de consommation à l'usage de la chirurgie est réglé d'après la fixation ministérielle de chaque établissement.

354. L'approvisionnement en objets mobiliers ou d'exploitation pour lesquels il n'existe pas de fixation ministérielle est réglé d'après les demandes du médecin-chef.

355. Il est pourvu à la fourniture de ces objets :

1º Par des expéditions des magasins d'approvisionnement du service de santé;

2º Par des achats par marchés ou par des achats sur place sans marchés;

3º Eventuellement par des cessions, par des emprunts à d'autres services et par voie de réquisition.

I. Demandes semestrielles.

356. L'officier d'administration gestionnaire dresse, au 1er janvier et au 1er juillet de chaque année, les états de demande de matériel indiquant :

1° Les quantités nécessaires pour les besoins réels du service;

2° Les quantités existantes, y compris les quantités du matériel de même nature non réglementaires et susceptibles d'être utilisées;

3° Les prix d'achat proposés pour assurer, soit par marchés, soit au moyen d'achats sur place, la fourniture des quantités que l'hôpital pourrait se procurer directement;

4° Les quantités demandées et non arrivées.

357. Les états de demande sont établis en trois expéditions et visés par le médecin-chef qui les transmet au directeur du service de santé. Ce dernier, après les avoir examinés et modifiés s'il y a lieu, les adresse au Ministre.

358. La décision du Ministre est notifiée par le renvoi de l'une des expéditions de chaque état de demande.

359. Si, dans l'intervalle d'un semestre à l'autre, il se manifeste des besoins imprévus, l'officier d'administration gestionnaire dresse, dans la même forme, des demandes supplémentaires.

360. Tout objet hors nomenclature ou excédant les fixations est porté sur une demande spéciale et motivée, présentée par le directeur du service de santé et adressée par ses soins au Ministre, sauf le cas d'urgence.

361. Le matériel d'un hôpital annexe compte dans la fixation de l'hôpital central.

362. Néanmoins les demandes de l'hôpital central comprennent, dans des colonnes distinctes, les objets nécessaires à l'hôpital annexe afin que les expéditions puissent se faire, s'il y a lieu, directement sur ce dernier hôpital par le magasin d'approvisionnement.

II. Réception.

363. Pour la réception du matériel, deux cas peuvent se produire :

364. 1° Le matériel à recevoir provient d'un magasin d'approvisionnement.

365. Dans ce cas, il n'y a à vérifier, à la réception, que l'existence des quantités annoncées et leur bon état de conservation, car ce matériel a déjà été examiné et reçu au magasin expéditeur par une commission spéciale.

366. Les expéditions ainsi faites sont reçues directement par l'officier d'administration gestionnaire, chargé de prendre ou de provoquer les mesures propres à sauvegarder sa responsabilité, soit vis-à-vis de l'expéditeur, soit vis-à-vis du transporteur.

367. 2° Les objets à recevoir ont été livrés en vertu de marchés ou achetés sur place.

368. La vérification, dans ce cas, est faite par la commission de l'hôpital.

369. Les résultats de ces opérations sont transcrits sur le registre des procès-verbaux de la commission de réception (modèle n° 84).

370. *Marquage des effets.* — Immédiatement après leur réception, les objets mobiliers acquis localement sont marqués, en présence de la commission, des lettres H. M. au-dessous de la lettre initiale de la place de réception (à Paris, initiales du nom de l'hôpital).

371. On se sert à cet effet, selon le cas, de poinçons en acier pour les objets de métal, de marques à chaud en fer pour les objets en bois ou de timbres en bois, en cuivre ou en caoutchouc pour les effets de linge.

1° Marquage du linge et des tissus en fibres végétales.
(Décis. minist. du 7 mai 1894.)

372. Lorsque les marques sur le linge et les tissus de fibres végétales doivent résister à la fois au lessivage et à l'étuvage, il est fait usage de l'encre sulfo-manganique de Maurin (4, rue des Haudriettes, à Paris). Les autres encres s'effacent par le lessivage, ou, si elles sont indélébiles, elles ont généralement le grave inconvénient de détruire plus ou moins les tissus, surtout lorsque l'on soumet ceux-ci à l'étuvage.

373. Pour son emploi, l'encre sulfo-manganique est versée en petite quantité sur des rondelles de tissu de laine placées dans le fond d'une soucoupe ; le timbre est appuyé modérément sur cette laine, pour en mouiller les reliefs, et il suffit de le reporter aussitôt sur le linge à marquer pour en avoir une empreinte immédiatement visible. Après chaque séance, il convient de nettoyer le timbre.

374. L'encre sulfo-manganique est livrée par le magasin central du service de santé et doit être comprise dans les demandes de matériel.

2° Marquage des tissus de laine.

375. Les effets en laine blanche ou grise se marquent à l'encre sulfo-manganique par le même procédé que le linge ordinaire.

376. Mais, pour le marquage des draps et des lainages de couleur foncée, il faut employer la composition suivante, qui se prépare dans les pharmacies :

Acide nitrique à 40 degrés	70 grammes.
Gomme du Sénégal	10 —
Eau	20 —

377. Pour la préparation, il faut faire dissoudre la gomme dans l'eau froide pendant vingt-quatre heures et ne faire le mélange avec l'acide nitrique qu'au moment d'opérer le marquage.

378. La préparation s'altère et doit être jetée après chaque séance.

379. On ne doit se servir ni d'un timbre en métal ni d'un timbre en caoutchouc. La composition est étendue en couche mince sur des rondelles de lainages placées, comme précédemment, dans une soucoupe en porcelaine; on en imprègne suffisamment un timbre en bois que l'on reporte sur le drap à marquer avec une pression modérée, mais qu'il faut prolonger pendant une vingtaine de secondes pour qu'une empreinte superficielle du tissu apparaisse par décoloration.

380. Si, accidentellement, la décoloration se montre trop intense, on arrête l'action de l'acide en épongeant l'empreinte avec une solution de bicarbonate de soude au dixième, jusqu'à ce qu'il n'y ait plus d'effervescence.

381. Il faut avoir la précaution de sécher les empreintes avant de faire le pliage des effets, sinon les parties des étoffes mises accidentellement en contact pourraient être décolorées et tachées par les vapeurs nitriques.

382. *Prise en charge des effets.* — D'après les indications portées aux registres de réception, l'officier gestionnaire procède à la prise en charge du matériel ou des objets expédiés, livrés, transformés ou acquis. Dans tous les cas, il demeure seul responsable des poids et des quantités, dont la constatation lui appartient.

III. Transports.

383. Les transports peuvent être exécutés :

1° A l'intérieur et en Algérie, par les entreprises des transports généraux ;

2° Par les compagnies maritimes qui font un service régulier de correspondance entre la France, l'Algérie ou la Corse, et conformément à leurs traités respectifs passés soit avec l'administration des postes et des télégraphes, soit avec l'administration de la guerre ;

3° Par des entrepreneurs avec lesquels il est passé des marchés spéciaux, ou par des navires spécialement affectés ;

4° Par le train des équipages militaires.

384. Les transports sont effectués en vertu d'ordres émanant, soit du Ministre de la guerre, soit des fonctionnaires de l'intendance ou de leurs suppléants légaux.

385. Toute expédition donne lieu à un ordre de transport détaché d'un registre à souche et délivré quand le matériel est prêt à être remis au préposé chargé de l'expédition.

386. Il y a deux sortes d'ordres de transport : ceux concernant les transports de matériel et des approvisionnements et ceux relatifs aux transports particuliers.

387. *Transports ordinaires.* — Les ordres sont délivrés aux chefs

de corps ou de service sur demandes distinctes, indiquant la nature du matériel à transporter, son poids, le nombre de colis, le lieu d'enlèvement du matériel (magasin ou gare), la vitesse à employer, l'expéditeur et le destinataire, le lieu de destination et, dans la colonne d'observations, le jour où les colis sont prêts.

388. Ces demandes sont remises par l'expéditeur au sous-intendant chargé, dans chaque place, du service des transports, qui, seul, a qualité pour y satisfaire.

389. Ce fonctionnaire détache alors d'un registre à souche et remet au signataire de la demande, adhérents, un avis d'expédition et un ordre de transport au bas duquel est libellée une lettre de voiture administrative.

390. Muni de ces pièces, l'expéditeur en remplit, à l'exception des dates, toutes les indications et renvoie le tout, après inscription à son registre H au sous-intendant chargé des transports dès que les colis sont prêts à être enlevés.

391. Les frais de transport de matériel étant supportés par chacun des services intéressés (habillement, hôpitaux, etc.), les pièces doivent être établies distinctement pour chaque service. On indique en gros caractères, en tête des demandes, ordres de transport, etc., le service ou le budget duquel la dépense est imputable.

392. Le sous-intendant vérifie les pièces d'exécution, les date, en fait inscription au talon et au registre H, les signe, puis les remet, toujours adhérentes et le jour même de la date de l'ordre, au préposé.

393. Ce dernier en donne reçu sur le talon du registre à souche et se concerte immédiatement avec l'expéditeur pour la connaissance, le pesage, la prise en charge et l'enlèvement du matériel, opérations qui peuvent avoir lieu, suivant le cas, en magasin ou en gare, et pour lesquelles le préposé et l'expéditeur ont le droit de se faire représenter.

394. Après la reconnaissance contradictoire du matériel, la lettre de voiture est signée par l'expéditeur et le préposé. Ce dernier prend charge du matériel et donne, au bas de l'avis de l'expédition, un récépissé qui engage la responsabilité des compagnies.

395 Les pièces d'exécution sont alors séparées; la lettre de voiture accompagne l'expédition jusqu'à destination et l'avis d'expédition est remis à l'expéditeur. Ce dernier l'adresse au sous-intendant militaire, qui le transmet d'urgence à son collègue de la place d'arrivée, chargé de le faire tenir au destinataire ainsi prévenu. Cet envoi est mentionné au registre H.

396. Le comptable réceptionnaire ne donne décharge à ceux qui sont responsables du transport qu'après la vérification du nombre, du poids et de l'état des colis.

397 Il ne délivre récépissé à l'expéditeur qu'après avoir reconnu la quantité, la qualité et l'état du matériel porté sur les factures d'expédition.

398. Il est responsable des manquants, pertes ou avaries qu'il n'aurait pas fait constater au moment de l'arrivée.

399. A l'arrivée, si le matériel doit être pris en gare par le destinataire, le préposé des transports avise le fonctionnaire de l'intendance ou son suppléant légal de l'arrivée de ce matériel. La date de cet avis est l'objet d'une mention spéciale au dos de la lettre de voiture. Dans le cas où le camionnage est ordinairement effectué par la compagnie, cet avis n'est pas exigé.

400. Le préposé remet le matériel au destinataire, soit en gare, soit au magasin, en même temps que la lettre de voiture et l'appendice s'il y en a un.

401. Le destinataire, qui a déjà en sa possession l'avis d'expédition, procède sans désemparer à la reconnaissance de l'état intérieur du colis, en constate l'arrivée le jour même et à sa date au verso de la lettre de voiture et de l'expédition, et délivre au préposé un récépissé provisoire qui lui tient lieu de lettre de voiture jusqu'au moment où celle-ci lui est rendue. .

402. Si l'opération a duré plusieurs jours et a donné lieu à des lettres de voitures partielles, il est délivré des récépissés provisoires à la fin de chaque journée; mais la lettre de voiture principale porte la date de la dernière livraison.

403. Il est ensuite procédé sans désemparer à la constatation du poids et à la reconnaissance du matériel.

404. La vérification terminée, les résultats en sont consignés au verso de l'avis d'expédition et de la lettre de voiture par le destinataire qui, s'il n'a été constaté ni pertes, ni avaries, donne décharge définitive à l'entreprise.

405. Ces deux pièces sont ensuite, après avoir été enregistrées à la deuxième partie du registre H, soumises dans les vingt-quatre heures, au visa du sous-intendant militaire, qui s'en sert pour compléter les inscriptions faites à son propre registre H, remet la lettre de voiture au préposé en échange du récépissé provisoire et rend ce dernier document ainsi que l'avis d'expédition au destinataire pour appuyer le relevé mensuel du registre H.

406. *Transports particuliers.* — Les officiers, les employés militaires et les sous-officiers mariés qui changent de résidence sur l'ordre de l'autorité supérieure ont la faculté d'employer les transports de la guerre pour le mobilier et les effets leur appartenant. Ce transport a lieu à prix réduit, d'après les tarifs arrêtés entre l'administration et les compagnies de chemins de fer.

IV. Avaries.

407. L'expédition de matériel d'une place sur une autre peut donner lieu à deux sortes d'avaries :

1° Avaries arrivées pendant la route,

2° Avaries imputables à l'expéditeur.

408. *Avaries pendant la route.* — Lorsque les pertes ou avaries ont reconnues à l'arrivée, il est procédé, au moment de la livraison ou dans un délai de quatre jours au maximum, à la vérification du matériel en présence du préposé ou de son représentant, et en son absence s'il ne se présente pas au jour indiqué.

409. Il est dressé de cette opération, par le sous-intendant militaire chargé du service des transports, un procès-verbal concluant à l'imputation du montant des pertes ou avaries soit aux compagnies, soit à l'Etat, selon le cas. Les conclusions de cet acte doivent être relatées dans le récépissé donné par le destinataire au dos de la lettre de voiture et de l'avis d'expédition. En cas de désaccord sur la cause de l'évaluation des avaries, il est procédé à une expertise.

410. Lorsque les compagnies emploient pour le transport la voie de mer, qui n'est pas prévue par le traité, les pertes et avaries qui peuvent en résulter même par force majeure restent entièrement à leur charge.

411. Les imputations sont basées sur les indications des lettres de voiture et d'après les factures d'expédition.

412. Les objets avariés dont le prix leur est intégralement imputé sont abandonnés aux Compagnies à moins que l'administration de la guerre ne veuille les conserver en tout ou en partie, sauf remboursement de la valeur sur expertise.

413. En dehors des règles prévues par le traité, les pertes et avaries sont réglées d'après le droit commun ou les usages commerciaux.

414. *Avaries imputables à l'expéditeur.* — Lorsque la responsabilité de l'expéditeur se trouve engagée, le médecin-chef désigne ou provoque, s'il y a lieu, la désignation d'un représentant de l'expéditeur choisi en dehors du personnel placé sous les ordres du destinataire. Il rapporte le procès-verbal et l'adresse, avec le récépissé comptable, au médecin-chef de la place d'expédition. Ce dernier fait rectifier l'inscription portée au registre-journal s'il y a simplement erreur de la part de l'officier gestionnaire. Dans le cas contraire, il est dressé procès-verbal faisant connaître les causes présumées des différences, les explications du gestionnaire et les conclusions du médecin-chef. Il est adressé en deux expéditions au directeur du service de santé, qui statue et en renvoie une au médecin-chef, revêtue de sa décision.

415. Le médecin-chef fait porter immédiatement en entrée ou en sortie les excédents ou les déficits, sans attendre qu'il ait été statué sur les responsabilités encourues.

416. *Avaries constatées dans l'exécution du service.* — En dehors des transports, et d'une manière générale, les pertes, déchets ou avaries sont imputables à l'officier d'administration gestionnaire, à moins qu'ils ne soient la conséquence de circonstances de force majeure.

417. Les cas de force majeure sont :

1° Les vols à main armée, à force ouverte ou avec effraction ;

2° Les vols par disparition de détenteurs de matériel ;

3° La prise ou la destruction par l'ennemi, la destruction ou l'abandon forcé à son approche ;

4° L'incendie ;

5° L'inondation ou la submersion ;

6° L'écroulement des bâtiments ;

7° Les événements de route par terre et par eau ;

8° Les épizooties constatées.

Les événements de force majeure doivent être constatés par un procès-verbal dans les vingt-quatre heures.

418. Les imputations prononcées contre les militaires en traitement ou les infirmiers pour pertes ou dégradations de matériel donnent lieu à un paiement entre les mains de l'officier gestionnaire qui en fait le versement au Trésor (Déc. du 20 février 1893.)

419. Aucune perte ou avarie n'est admise à la charge de l'Etat pour le matériel qui aurait été indûment transporté en dehors de l'hôpital ou qui, même dans l'hôpital, aurait été délivré à des personnes n'y ayant pas droit.

420. Les pertes d'effets résultant de l'évasion des militaires traités dans l'établissement ne restent à la charge du département de la guerre qu'autant qu'il a été reconnu qu'il n'y a pas eu défaut de surveillance de la part de l'officier gestionnaire.

421. Aucune perte ou avarie motivée sur le défaut d'entretien des bâtiments n'est admise à la décharge de l'officier gestionnaire que sur la preuve de ses réclamations faites en temps utile au médecin-chef à l'effet d'obtenir du génie les réparations nécessaires.

V. Recensements.

422. Les recensements du matériel sont, autant que possible, inopinés. Le médecin-chef y procède soit spontanément, soit lorsqu'il en reçoit l'ordre du Ministre, du directeur du service de santé ou de l'autorité militaire.

423. En principe, les recensements se font par partie, de telle sorte que tout le matériel de l'établissement ait pu, autant que possible, être inventorié dans le cours de chaque année.

424. Le médecin-chef arrête préalablement *ne varietur* les registres-journaux et les livres auxiliaires du service ; il procède ensuite à la reconnaissance des quantités et de l'état du matériel et vérifie l'exactitude des écritures.

425. Il établit la balance entre les entrées et les sorties et en rapproche les résultats de ceux du recensement. Ces résultats sont consignés en tête du compte annuel de gestion.

426. Si la comparaison entre les résultats de la balance des écritures et ceux du recensement fait ressortir des excédents ou des manquants, il en est dressé procès-verbal.

427. Le médecin-chef provoque les explications du gestionnaire sur les différences constatées et conclut à l'égard des responsabilités encourues.

428. Pour cette raison, les procès-verbaux qui sont rapportés par les fonctionnaires du contrôle de l'administration de l'armée sont immédiatement envoyés au médecin-chef; celui-ci fait sur-le-champ porter en entrée ou en sortie les différences constatées par ces fonctionnaires.

429. Si les recensements ont été effectués par un inspecteur général, les procès-verbaux sont établis, sur son invitation, par le médecin-chef.

430. Dans les dix premiers jours de chaque trimestre, le directeur du service de santé adresse au Ministre une expédition des procès-verbaux sur lesquels il a statué pendant le trimestre écoulé. Dans le cas où le Ministre n'approuve pas les décisions prises, il prescrit les modifications qu'il juge utile d'y apporter.

431. Les frais occasionnés par les recensements sont supportés par l'Etat, sauf décision contraire du Ministre en cas de faute de l'officier gestionnaire.

VI. Déclassements.

432. Les déclassements ont lieu généralement à la suite de la mise hors de service du matériel.

433. Les objets mobiliers et les effets proposés pour être mis hors de service sont placés en dépôt dans une pièce de l'établissement au fur et à mesure que l'officier gestionnaire reconnaît qu'il n'est plus possible d'en tirer parti.

434. Au moment de l'inspection générale, l'officier gestionnaire établit un état de réforme. Cet état indique les matières, effets et objets proposés pour la réforme et les causes de détérioration et d'usure prématurée. On y trouve inscrites d'abord les quantités jugées hors de service par l'officier d'administration gestionnaire, puis les quantités dont la réforme est demandée par le médecin-chef.

435. Les principes d'appréciation pour la réforme du matériel varient nécessairement selon les objets; ainsi les effets en toile de chanvre ou de lin, pouvant servir à faire du linge à pansement, doivent être présentés pour la réforme avant d'être complètement usés, tandis que le linge de coton, dont on ne peut faire aucun usage par transformation, doit être maintenu en service jusqu'à la dernière limite.

436. La mise hors de service est prononcée définitivement par le médecin-inspecteur délégué par le Ministre; on complète l'état de réforme en y indiquant les quantités à maintenir en service, les quantités dont la réforme est prononcée à l'époque à laquelle

devra s'opérer la sortie du matériel réformé au chapitre spécial du compte de gestion.

437. Les objets et effets réformés sont marqués en sa présence du timbre de réforme (H. R.), dont le médecin-chef est détenteur.

438. En principe, aucune autre mise hors de service ne peut avoir lieu dans l'intervalle qui sépare deux inspections, si ce n'est pour objets et effets infectés et détruits, et, enfin, pour denrées avariées dans des circonstances qui n'engagent pas la responsabilité des détenteurs. Dans ces divers cas, la réforme résulte des pièces administratives qui constatent les faits.

439. Aussitôt après la réforme des objets ou effets, l'officier d'administration gestionnaire établit un état d'emploi qui, après avoir été visé par le médecin-chef, est transmis par lui, avec l'état de réforme, au directeur du service de santé, qui statue.

440. Le médecin-chef se fait rendre compte de l'emploi des objets ou effets réformés et veille à ce que les opérations soient exécutées dans le délai fixé par le directeur du service de santé.

441. Les objets conservés pour les réparations ou les transformations sont classés sous un autre numéro de la nomenclature que celui sous lequel ils figurent dans les comptes. Ce changement de classification donne lieu à l'établissement de certificats administratifs. — Ces deux pièces doivent porter la même date.

442. Les objets en verre, en porcelaine ou inutilisables sont détruits et font l'objet d'un procès-verbal dressé par le médecin-chef et constatant l'opération. Un extrait de ce procès-verbal est mis à l'appui des comptes.

443. Pour le matériel à remettre aux Domaines afin d'être vendu au profit du Trésor, le médecin-chef adresse au sous-intendant un extrait de l'état d'emploi en ce qui concerne les objets à vendre et il fait transporter ces objets au lieu et au jour qui lui sont indiqués par le sous-intendant militaire.

444. L'administration des Domaines fait tous les frais de publicité et autres concernant cette vente. Il est dressé procès-verbal de la vente par le receveur d'enregistrement, et un extrait décompté, signé de ce fonctionnaire, est mis à l'appui de la sortie dans les comptes-matières.

VII. Transformations.

445. Le Ministre de la guerre ordonne en principe les transformations de matières et effets confectionnés, et prescrit soit la passation d'un marché, soit, s'il est possible, la confection à l'économie par des infirmiers ou des ouvrières attachées à l'établissement et sous la surveillance de l'officier d'administration gestionnaire.

446. Toutefois, les transformations qui peuvent être faites à l'économie dans un hôpital militaire, en vue de l'emploi d'effets

dont la mise hors de service a été prononcée, sont autorisées par le directeur du service de santé.

447. Lors de l'établissement de l'état d'emploi, on doit avoir soin de ne porter comme susceptibles de conversion que les effets ou objets qui peuvent être employés avec avantage réel pour le service et qui représentent une valeur supérieure à celle de leur prix probable de vente augmenté de la main-d'œuvre.

448. Les paillasses, les sacs à paille, les tabliers d'infirmiers qui excèdent les quantités nécessaires pour les réparations peuvent être convertis en torchons, les draps en suaires.

449. Les couvertures et les autres effets en laine sont employés à confectionner des tapis de salle ou des douets de propreté.

450. Le vieux linge est converti en linge à pansement.

451. Les opérations de conversion sont justifiées par des certificats administratifs.

452. Lorsqu'il a été passé un marché de confection, les matières nécessaires sont livrées au confectionneur, qui en donne récépissé provisoire à l'officier d'administration gestionnaire.

453. Des échantillons de chacune des étoffes, portant la signature du confectionneur et celle du médecin-chef, restent entre les mains de l'officier gestionnaire pour servir à constater l'identité des dites étoffes ou matières lors de la réception des effets confectionnés.

454. Lors de la livraison de ces effets, l'officier gestionnaire s'assure que le confectionneur a employé à la confection, conformément aux devis et tarifs, les matières qui lui ont été livrées.

455. La réception des effets confectionnés soit par marché, soit par économie, est faite par la commission de l'hôpital.

456. La commission de réception s'assure que les effets ont les dimensions requises et sont solidement et convenablement établis.

457. Le matériel employé aux transformations, conversions et fabrications ne devant être porté en sortie dans les écritures qu'au moment où les produits sont pris en charge, l'officier d'administration gestionnaire inscrit les quantités en cours d'emploi sur le livre auxiliaire des transformations.

458. Toute opération de fabrication, de confection, de transformation ou démolition exécutée par les soins de l'officier d'administration gestionnaire donne lieu à une sortie et à une entrée réelle.

459. Les sorties sont justifiées par un certificat administratif (modèle 10) dans lequel sont portés les matières et objets employés ; les entrées, par un certificat administratif (modèle 6) qui comprend les produits de toute nature, les résidus et les issues provenant du travail exécuté.

460. Les certificats administratifs sont établis, par nature d'opération, en fin de mois ou en fin d'opération.

VIII. Lingerie.

461. La lingerie est disposée dans des emplacements à l'abri de l'humidité et de toute autre cause de détérioration.

462. Elle est tenue par une sœur ou par un infirmier-major.

463. Le linge est soigneusement plié et disposé par piles égales sur des étagères; on a soin de placer dans chaque casier des sachets de camphre ou des plantes aromatiques qui ont le double avantage d'éloigner les insectes et de parfumer les effets destinés aux malades.

464. Le linge empreint de taches indélébiles est mis de côté; on le donne de préférence aux malades vénériens.

465. La sœur tient un carnet inventaire présentant toujours la situation exacte du linge et d'effets de la lingerie; en outre, des étiquettes, placées par nature d'effets ou d'objets et par piles ou casiers, permettent d'effectuer facilement un inventaire.

IX. Lainages.

466. Les effets de laine sont placés dans des endroits clos, frais sans être humides et largement éclairés. Ils sont souvent visités et soumis de temps à autre à des manipulations et même, s'il y a lieu, à des fumigations sulfureuses, à l'action du sulfure de carbone ou de tout autre moyen de conservation admis dans la pratique du service. Les manipulations pour la conservation des effets en laine sont principalement effectuées au printemps et à la fin de l'été.

467. Les couvertures sont empilées après avoir été dépliées sur toute leur étendue si les locaux le permettent; chaque pile est recouverte d'une toile.

468. En cas d'invasion d'un magasin de lainages par les mites, un moyen certain de détruire ces insectes consiste à plonger les effets dans de l'eau froide pendant quelques heures.

469. *Foulonnage des couvertures.* — Indépendamment des lavages accidentels, les couvertures des salles subissent tous les ans un nettoyage complet qui s'effectue de la manière suivante :

470. On leur fait subir un lavage à l'eau pure, on les plonge ensuite pendant vingt-quatre heures dans un bain d'eau légèrement alcaline (1 kilogr. 500 de cristaux pour 100 litres d'eau), puis on dispose les couvertures non encore égouttées dans un cuvier; on répand sur chaque couverture une certaine quantité de terre glaise qui est foulée aux pieds par des infirmiers; après le foulage, les couvertures sont soigneusement lavées à l'eau courante, rincées et séchées.

471. A l'exception de celles de couleur, elles sont soumises à des

fumigations d'acide sulfureux; pour les blanchir, on les expose ensuite à l'air libre.

472. Les quantités de couvertures relavées ou foulonnées sont inscrit es sur le livret de blanchissage.

473. Le foulonnage peut être effectué à l'entreprise. ·

X. Blanchissage et réparations du linge et des effets.

474. Le service de la buanderie est placé dans les attributions de l'officier d'administration chargé du matériel, sous l'autorité de l'officier d'administration gestionnaire; à ce service sont employés une ou plusieurs sœurs, des infirmiers et des ouvrières civiles.

475. On doit trouver dans une buanderie, pour l'exécution du service, les locaux ci-après :

1° Une buanderie proprement dite où s'effectue le travail et où sont les cuviers et divers appareils de blanchissage;

2° Un local pour la réception du linge sale ;

3° Un ou plusieurs locaux servant de dépôt pour le linge sale ;

4° Un local pour le combustible ;

5° Un local pour les matières employées au blanchissage;

6° Un cabinet pour la sœur ;

7° Un ou plusieurs séchoirs à air libre et à air chaud ;

8° Enfin, une ou plusieurs chambres pour le pliage.

476. Le blanchissage est exécuté soit par économie dans l'enceinte de l'hôpital, soit par entreprise.

477. Si le blanchissage est exécuté et effectué par marché, le prix est basé sur le kilogramme de linge sec.

478. L'entrepreneur est payé tous les mois sur la production d'une facture contenant le détail du linge blanchi et conforme aux inscriptions faites au livret de blanchissage.

479. Le linge sale est livré au blanchissage au moins tous les huit jours; il est toujours lessivé et savonné. On blanchit séparément. et aussi rapidement que possible, celui qui est à l'usage des malades atteints d'affections contagieuses.

480. Il est tenu, dans chaque hôpital, un livret coté et paraphé par le médecin-chef, sur lequel l'officier d'administration chargé du matériel inscrit, à leur date, le linge et les effets livrés au blanchissage et aux désinfections.

481. Tous les mois, l'officier d'administration gestionnaire établit un relevé de ce registre, qui est mis à l'appui de la justification de la dépense du blanchissage.

482. Le linge à pansement et celui provenant des malades atteints d'affections contagieuses doit, avant d'être transporté à la buanderie, être plongé dans un liquide désinfectant consistant en une solution de chlorure de zinc, à raison de 2 à 10 grammes de sel par litre d'eau. On a soin de mettre cette solution dans des

baquets en bois et on place ceux-ci dans le voisinage immédiat des malades.

483. Après un séjour de quelques heures dans ce liquide, le linge est soigneusement exprimé et tordu pour être ensuite transporté à la buanderie.

484. Le liquide désinfectant ayant servi est versé à l'égout; les baquets sont soigneusement nettoyés.

485. On fait usage de deux procédés de blanchissage:

1° Le blanchissage du linge par la vapeur;

2° Le blanchissage du linge par le coulage ordinaire.

486. *Blanchissage par la vapeur.* — Par le procédé à la vapeur, le décrassage préalable n'est pas nécessaire.

487. Le linge sale est tout d'abord essangé, c'est-à-dire trempé dans une solution alcaline marquant de 1.014 à 1.029 degrés densimétriques, alcoomètre Beaumé, selon la nature du linge et son degré de malpropreté; il est ensuite placé sur des égouttoirs. Cette opération terminée, on le place dans des cuviers où il repose sur un fond à claire-voie. De nombreuses ouvertures sont ménagées dans la masse du linge au moyen de baguettes de bois, les unes fixées contre les parois du cuvier, les autres plantées dans le second fond; un couvercle métallique, que l'on visse, recouvre le tout.

488. La vapeur d'eau produite dans la chaudière arrive par la partie inférieure du cuvier, s'élève à travers le linge qu'elle pénètre peu à peu, y détermine la saponification et retombe condensée au fond du récipient. Le linge est soumis à l'action de la vapeur pendant une durée moyenne de douze heures.

489. Le linge ainsi traité est parfaitement propre et sanifié; au sortir des cuviers, il ne reste plus qu'à le savonner et le rincer complètement à l'eau froide.

490. Le linge ayant servi aux pansements et aux malades atteints d'affections contagieuses est placé dans une chaudière contenant une solution alcaline marquant de 1.022 à 1.029 degrés, que l'on fait bouillir pendant un certain temps; ensuite on le savonne et on le rince.

491. *Blanchissage par le coulage ordinaire.* — Le coulage ordinaire est le mode de blanchissage le plus simple et n'exigeant pas une installation particulière.

492. Avant le coulage, on essange le linge dans de l'eau froide, puis on le place dans un cuvier en bois à double fond, muni d'un robinet à la partie inférieure, en ayant soin de mettre le plus sale en dessous; ensuite on le recouvre d'un charrier, c'est-à-dire d'une toile grossièrement tissée sur laquelle on répand des cendres de bois à raison de 25 kilogrammes environ pour 100 kilogrammes de linge.

493. A côté du cuvier se trouve une chaudière dans laquelle on fait chauffer de l'eau. Au moyen d'une poche à queue ou d'un seau on prend l'eau dans la chaudière, on la verse bouillante sur

les cendres, qu'elle traverse, puis on la recueille au robinet; on la remet dans la chaudière, où elle se réchauffe pour être versée de nouveau sur le linge, et ainsi de suite jusqu'à ce que le liquide atteigne à sa sortie du robinet une température de 90 à 100 degrés centigrades. La durée de l'opération varie selon l'état de malpropreté et la finesse plus ou moins grande du linge.

494. A défaut de cendres, on fait dans la chaudière une solution de carbonate de soude dans la proportion suivante par 100 kilogrammes de linge sec : 5 kilogrammes pour le linge fin ou peu sale; 6 kilogrammes pour le linge de corps, de table ou de lit; 7 kilogrammes pour le linge gras, torchons, tabliers, etc.; et on verse ce liquide sur le linge comme on vient de le dire; mais il est essentiel, chaque fois que l'on emploie du carbonate de soude pour la lessive, de le faire dissoudre complètement avant de le mettre au contact du linge; si l'on négligeait cette précaution, on s'exposerait à brûler les tissus que les cristaux de ce sel viendraient à toucher.

495. Après le coulage, le linge est retiré du cuvier, repris pièce à pièce et savonné, frotté, battu et tordu pour achever de le blanchir.

496. Il est ensuite égoutté et porté dans les séchoirs.

497. Pour le linge à pansement et celui provenant de malades atteints d'affections contagieuses, on le fait séjourner dans une solution alcaline titrée de 1.022 à 1.029 et on le passe ensuite dans une solution de chlorure de chaux au 100° degré. On procède ensuite au rinçage.

498. Il est bien entendu que la durée des diverses opérations varie selon l'état de malpropreté et la finesse plus ou moins grande du linge.

499. *Réparations du linge et des effets.* — Les réparations du linge sont généralement exécutées à l'économie par des ouvrières à la journée. L'atelier de réparation du linge est sous la direction d'une sœur ou d'une maîtresse ouvrière.

500. Les effets d'habillement et les pantoufles sont réparés par les infirmiers de la profession de tailleur et de cordonnier et, à défaut, par des ouvriers civils.

On utilise, pour ces réparations, du linge et des effets réformés.

501. Il est tenu un carnet sur lequel sont inscrites les réparations du linge et des effets de toute nature. On y indique sur deux pages en regard : les quantités ou le poids des effets réparés, la nature des réparations, les débris et chiffons recueillis à l'atelier et les déchets de laine et de crin occasionnés tant par l'usage que par le rebattage des matelas.

502. Tous les mois, l'officier gestionnaire établit un relevé des effets réparés, pour être mis à l'appui des justifications à produire au payeur avec l'extrait du registre-contrôle portant émargement des sommes payées aux ouvrières.

503. Les autres dépenses (achat de fil, aiguilles, etc.) sont justi-

fiées par des factures dont le détail est inscrit sur le livret mensuel
et sur le compte trimestriel en deniers.

504. Il est, en outre, tenu des carnets auxiliaires permettant de
suivre le travail de l'atelier et de chacune des ouvrières, et l'emploi
des matières et objets nécessaires aux réparations.

XI. Entretien des objets mobiliers.

505. La conservation et l'entretien du matériel sont confiés à
l'officier d'administration gestionnaire, qui en demeure responsable.

506. Le médecin-chef est responsable de la conservation et de
l'entretien de l'arsenal chirurgical et des ouvrages de la bibliothèque réunis dans la salle des conférences. Il est tenu un carnet-
inventaire de ce matériel.

507. Toutes les mesures de précaution prescrites par le règlement et une sage économie doivent être prises, dans les divers
services de l'hôpital, pour assurer la conservation du matériel et
des objets de toute nature et spécialement du matériel qui se
trouve dans les magasins.

508. Les divers effets sont mis en service successivement, de
manière à obtenir un roulement d'emploi et à ne pas conserver en
magasin du matériel neuf.

509. Les magasins du matériel sont, autant que possible, indé-
pendants les uns des autres, bien clos, exempts d'humidité et de
toute autre cause d'altération.

510. L'officier d'administration gestionnaire surveille l'état des
objets mobiliers et ustensiles et fait procéder de suite aux réparations utiles, soit à l'économie par le personnel de l'établissement,
soit à prix débattu par des ouvriers étrangers à l'hôpital, soit enfin
au moyen de marchés.

511. Les lits en fer, les tablettes, etc., sont repeints quand il est
nécessaire; les tables de nuit sont cirées extérieurement et désin-
fectées par de fréquents lavages.

512. Les ustensiles sont étamés en temps utile avec de l'étain fin
du commerce.

513. Il est tenu un livret pour servir à l'inscription des réparations aux meubles et ustensiles. Tous les mois, il en est établi un
extrait qui est mis à l'appui de la dépense.

514. Les réparations des instruments de chirurgie qui peuvent
être effectuées sur les lieux sont exécutées par les soins de l'officier
gestionnaire, sur l'ordre du médecin-chef, qui certifie avec l'officier gestionnaire, le résultat de l'opération au bas de la dépense.

515. Dans tout autre cas, une demande motivée de réparation est adressée par le directeur du service de santé au Ministre,
qui assigne le magasin d'approvisionnement du service sur lequel
il y a lieu d'expédier lesdits objets. L'officier d'administration

joint à la facture d'expédition une note indicative des réparations à effectuer; cette note est établie par le médecin-chef.

XII. Désinfection.

Par décision en date du 31 décembre 1892, le Ministre de la guerre a prescrit la désinfection par la vapeur de la totalité des effets des entrants; on ne doit en excepter que les effets dans la composition desquels il entre du cuir (képis, pantalons basanés), qui sont désinfectés à l'aide d'une solution antiseptique (acide phénique au 2/100, sublimé au 1/1000, chlorure de zinc au 1/200, etc. selon le cas).

Dans les hôpitaux, les diverses opérations de désinfection sont ordonnées par le médecin-chef; elles ont lieu sous la surveillance d'un médecin désigné à cet effet.

D'une manière générale, les effets qui ont servi aux décédés ou à des malades atteints d'affections contagieuses sont passés à l'étuve et blanchis.

Les procédés de désinfection varient selon qu'ils s'appliquent à des effets de toile, de laine, à des meubles, à des locaux, etc.

La notice n° 7 annexée au règlement en donne l'énumération ainsi que les moyens à mettre en œuvre pour obtenir la désinfection.

XIII. Livraisons aux corps de troupe.

Les hôpitaux militaires sont chargés de délivrer aux infirmeries régimentaires et vétérinaires le matériel, les médicaments et les objets de pansement et de consommation indiqués dans l'instruction ministérielle du 19 octobre 1890, modifiée par la note ministérielle du 15 février 1894.

Les livraisons aux infirmeries régimentaires ont lieu à titre gratuit; celles aux infirmeries vétérinaires, à charge de remboursement.

Les médecins-chefs de service, et les vétérinaires établissent, du 15 au 20 du deuxième mois de chaque trimestre, des demandes spéciales, l'une pour le matériel, l'autre pour les médicaments et objets de consommation de pharmacie.

Ces demandes, établies en double expédition, sont soumises à l'approbation du directeur du service de santé, qui renvoie une expédition au corps intéressé pour avis, et adresse l'autre pour exécution au médecin-chef de l'hôpital militaire chargé de faire les livraisons.

Les demandes sont enregistrées dès leur réception, sur un carnet spécial. (Mod. n° 239 A de la nomenclature.)

Le pharmacien prépare les médicaments et objets à délivrer, et les remet, avec la demande visée par lui, à l'officier d'administration gestionnaire. Ce dernier lui donne un récépissé provisoire constatant cette remise. De son côté, l'officier gestionnaire prépare le matériel et les objets de pansement et de consommation. Il fait ensuite procéder à l'emballage, établit les factures de livraison ou d'expédition, délivre les ordres nécessaires aux agents des transports, réclame la prise en charge du destinataire et poursuit, quand il y a lieu, le remboursement.

Les factures de médicaments, régularisées et renvoyées, sont remises au pharmacien avec les demandes correspondantes.

Il est établi des factures distinctes :

1° Pour les médicaments et objets de pharmacie ;

2° Pour le matériel ;

3° Pour les objets de pansement et de consommation.

Les factures des infirmeries régimentaires ne sont pas décomptées ; celles des infirmeries vétérinaires, donnant lieu à remboursement, sont décomptées.

Les expéditions de matériel, d'objets de pansement et de consommation, sont enregistrées sur un carnet auxiliaire (mod. n° 239, B et c), et le total en est reporté trimestriellement au registre-journal et au compte de gestion pour le matériel, au livret mensuel pour les objets de pansement et de consommation.

Le montant des médicaments et du matériel délivrés à charge de remboursement est payé par les corps de troupe directement à l'officier d'administration gestionnaire, qui en fait trimestriellement le versement au Trésor. (Décis. minist. du 20 février 1893.)

CHAPITRE V

MATÉRIEL DE CAMPAGNE

I. Unités collectives.

515. Le matériel du service de santé en campagne comprend des unités collectives principales et des unités collectives secondaires. On entend : 1° par unités collectives principales, l'ensemble des approvisionnements affectés à une formation sanitaire, à un corps de troupe ou à un service sanitaire de l'armée; 2° par unités collectives secondaires, les approvisionnements qui peuvent entrer dans la composition d'autres unités collectives, soit principales, soit secondaires, d'un ordre plus élevé.

516. Cette classification a été adoptée pour simplifier les écritures et pour faciliter l'établissement des comptes.

517. Les unités collectives principales sont les suivantes :

1° Approvisionnement d'ambulance n° 1 de division d'infanterie ;

2° Approvisionnement d'ambulance n° 1 de quartier général de corps d'armée ;

3° Approvisionnement d'ambulance n° 2 ;

4° Approvisionnement d'ambulance n° 3 ;

5° Approvisionnement de dépôts de convalescents ;

6° Approvisionnement d'hôpital de campagne ;

7° Approvisionnement d'hôpital d'évacuation ;

8° Approvisionnement d'hôpital temporaire de deux cent cinquante malades ;

9° Approvisionnement d'hôpital temporaire de cent malades ;

10° Approvisionnement d'hôpital temporaire de cinquante malades ;

11° Approvisionnement d'infirmerie de fort ;

12° Approvisionnement de réserve de médicaments ;

13° Approvisionnement de réserve de pansements ;

14° Approvisionnement de train sanitaire improvisé ;

15° Approvisionnement de train sanitaire permanent (type Ouest ou Orléans);

16° Approvisionnement de train sanitaire permanent (type Paris-Lyon-Méditerranée) ;

17° Chargement de voiture médicale régimentaire ;

18° Equipement de l'infirmier régimentaire de troupes à pied ;

19° Rouleau de secours aux asphyxiés ;

20° Sac d'ambulance ;

21° Sacoches d'ambulance (paire).

518. Les unités collectives secondaires sont :

1° Baraque mobile grande ;

2° Baraque mobile petite ;

3° Cantines médicales (paire de);

4° Chapelle de campagne ;

5° Chargement de voiture légère pour le transport des blessés ;

6° Chargement de voiture d'ambulance omnibus ;

7° Chargement de voiture d'administration ;

8° Chargement de voiture de chirurgie ;

9° Chargement de voiture d'approvisionnement de réserve pour ambulance n° 1 ;

10° Chargement de voiture d'approvisionnement de réserve pour corps de troupe ;

11° Musette à pansement ;

12° Panier de réserve de pansement pour le service régimentaire (paire) ;

13° Tente d'ambulance ;

14° Tente d'hôpital grande ;

15° Tente d'hôpital petite, etc., etc.

519. Ce matériel est affecté aux différentes formations sanitaires dans la proportion suivante :

1° Ambulance du quartier général de corps d'armée. — Une ambulance n° 1 du quartier général ;

2° Ambulance de division d'infanterie. — Une ambulance n° 1 de division d'infanterie ;

3° Ambulance de brigade de cavalerie. — Une ambulance n° 2 ;

4° Ambulance de division de cavalerie. — Une ambulance n° 2, comportant six chargements de voitures à deux roues, pour le transport des blessés ;

5° Régiments d'infanterie, de zouaves et de tirailleurs. — Par bataillon : Un chargement de voiture médicale, un rouleau de secours aux asphyxiés, un sac d'ambulance, quatre équipements d'infirmiers, dix musettes à pansements.

6° Bataillons de chasseurs. — Un chargement de voiture médicale, un rouleau de secours, un sac d'ambulance, quatre équipements d'infirmiers, dix musettes à pansement.

7° Régiments de cavalerie. — Par régiment : un chargement

VOITURE POUR LE PERSONNEL NON MONTÉ

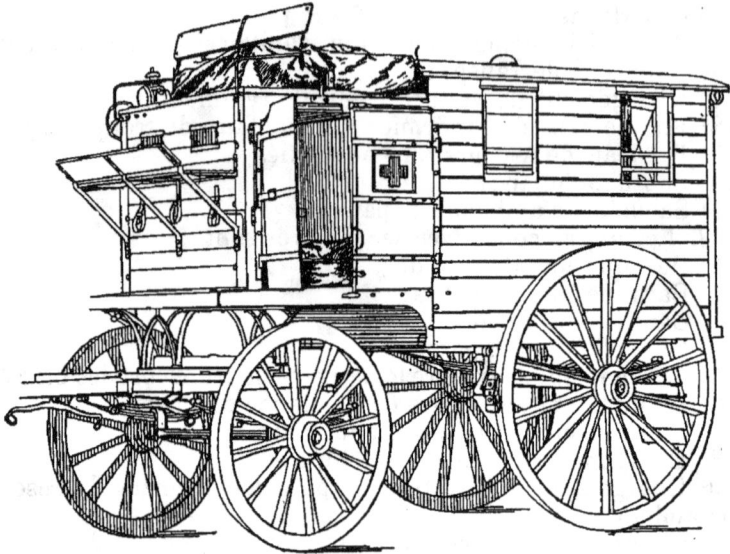

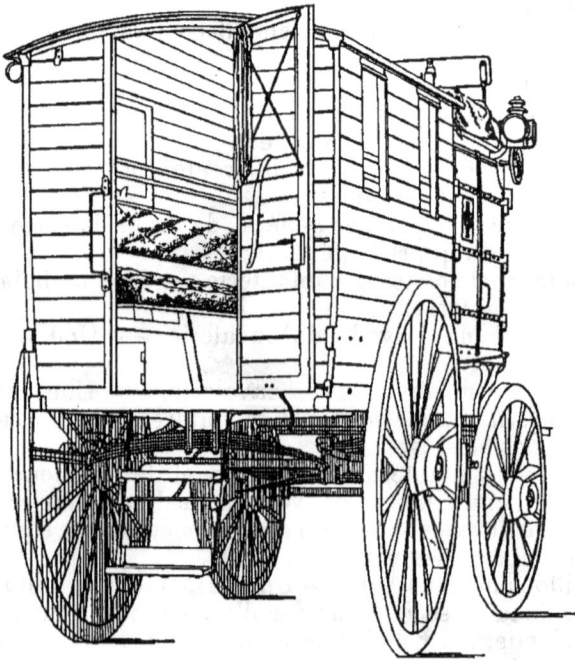

de voiture médicale (par brigade), deux rouleaux de secours aux asphyxiés, deux paires de sacoches d'ambulance, quatre musettes à pansement, deux voitures à deux roues pour blessés, contenant vingt pansements chacune.

8° Artillerie. — *a*) Pour un groupe de trois batteries montées : Un chargement de voitures médicales, un rouleau de secours aux asphyxiés, un sac d'ambulance, huit musettes à pansements ;

b) Pour l'artillerie de corps : deux chargements de voitures médicales, deux rouleaux de secours, un sac d'ambulance, seize musettes à pansements ;

c) Pour deux batteries à cheval : un sac d'ambulance, une voiture à deux roues pour blessés, cinq musettes à pansements ;

d) Pour huit sections de munitions : huit sacs d'ambulance ;

e) Pour un équipage de pont : un sac d'ambulance ;

9° Génie. — Pour une compagnie : un équipement d'infirmier, deux musettes à pansements.

520. *Fixation de la réserve de guerre.* — Le 1er mai de chaque année, le Ministre arrête l'importance des approvisionnements à constituer en vue de la mobilisation. A cet effet, et dans chaque gestion où il existe du matériel de campagne, il est tenu un carnet des fixations de la réserve de guerre, faisant ressortir les chiffres des fixations arrêtées. On porte aussi sur ce carnet les décisions du Ministre modifiant les fixations initiales ; ces décisions sont enregistrées sur un catalogue.

521. Le carnet des fixations et le catalogue sont des documents confidentiels qu'il faut conserver sous clef. Les gestionnaires produisent avant le 1er mai de chaque année, en plusieurs expéditions, un état des fixations de la réserve de guerre. Le matériel y est porté par unité détaillée, et totalisé par unité sommaire.

522. Une expédition de cet état est renvoyée, revêtue de l'approbation du Ministre.

523. *Situation générale du matériel du service de santé en campagne.* — Avant le 1er juin de chaque année, l'officier gestionnaire envoie au directeur du service de santé la situation générale du matériel dont il est comptable. Cette situation est arrêtée au 1er mai. A l'aide des situations qu'il reçoit, le directeur soumet à l'approbation du Ministre une situation récapitulative pour tout le corps d'armée.

524. Quand celle-ci lui est retournée approuvée par le Ministre, le directeur porte une mention d'approbation sur les situations que lui ont adressées les gestionnaires et leur en fait le renvoi. (Circ. minist. du 25 avril 1894.)

VOITURE DE CHIRURGIE

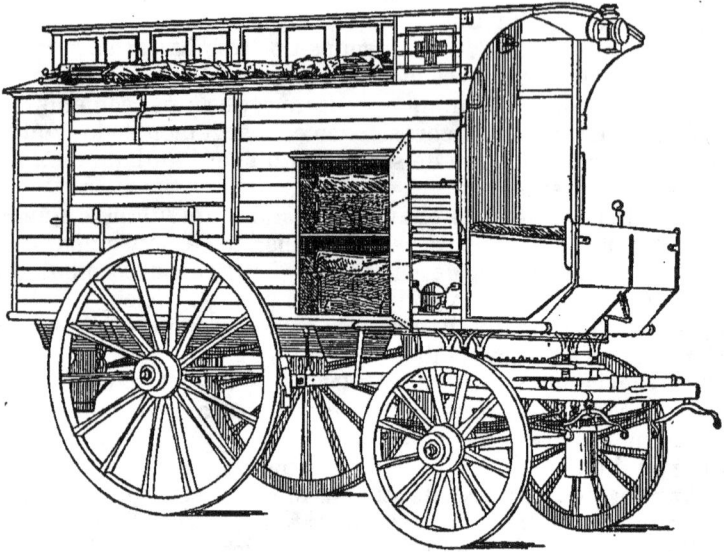

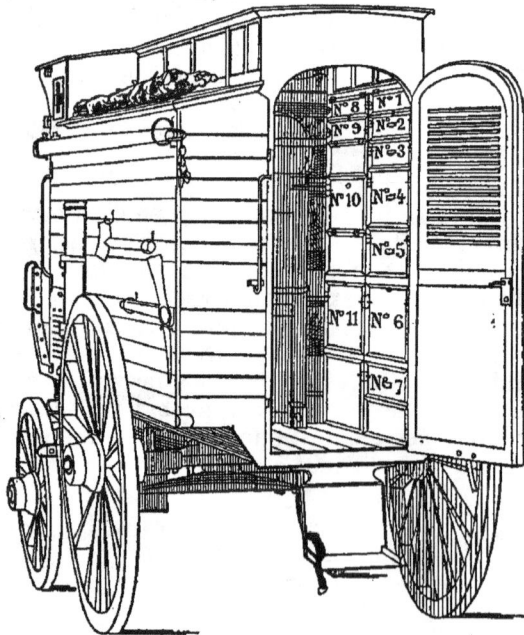

II. Approvisionnements d'ambulances n°s 1, 2 et 3.

1° Ambulance n° 1.

525. Les approvisionnements d'ambulances n° 1 sont affectés, ainsi qu'on l'a vu plus haut :
1° Aux divisions d'infanterie ;
2° Au quartier général de corps d'armée.
526. L'ambulance de division d'infanterie comprend :
1° Deux chargements de voitures de chirurgie ;
2° Deux chargements de voitures d'administration ;
3° Deux chargements de voitures d'approvisionnement de réserve ;
4° Quatre chargements de voitures à quatre roues pour le transport des blessés ;
5° Quatre chargements de voitures à deux roues pour le transport des blessés ;
6° Matériel divers transporté par les fourgons E et F et par la voiture pour le transport du personnel ;
7° Approvisionnement de vivres pour l'ambulance transporté par deux fourgons à vivres A et B ;
8° Une chapelle de campagne.
527. Les cantines, caisses, paniers et ballots entrant dans la composition de ces approvisionnements sont revêtus de l'insigne de neutralité et des couleurs nationales.
528. Les médicaments, objets de pansement, matériel, etc., sont détaillés dans un tableau indicatif. Ce document indique également leur arrimage sur les fourgons.
529. L'ambulance n° 1 du quartier général a huit petites voitures à deux roues pour blessés, six grandes voitures à quatre roues, cent soixante-trois brancards, et possède, outre les quatre voitures techniques de chirurgie et d'administration, un chargement de voitures d'approvisionnement de réserve pour ambulance et un chargement de voitures d'approvisionnement de réserve pour corps de troupe.

2° Ambulance n° 2.

530. Les approvisionnements d'ambulance n° 2 sont affectés :
1° Aux brigades de cavalerie de corps d'armée ;
2° Aux divisions de cavalerie indépendante ;
3° Aux places fortes (troupes de défense mobile).
531. Ils comprennent :
1° Trois chargements de voitures à quatre roues pour le transport des blessés ;

VOITURE D'ADMINISTRATION

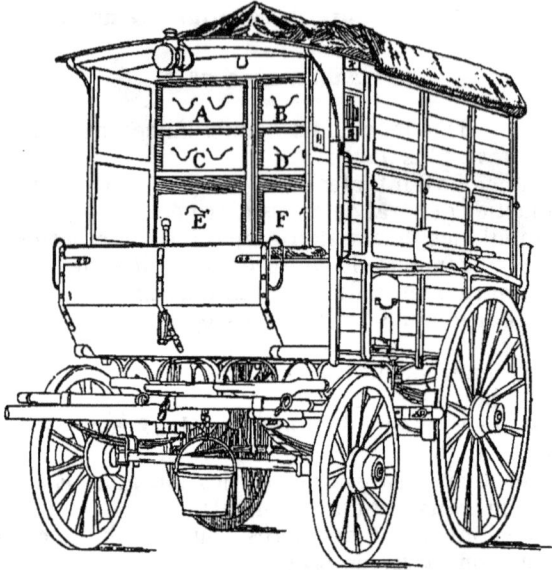

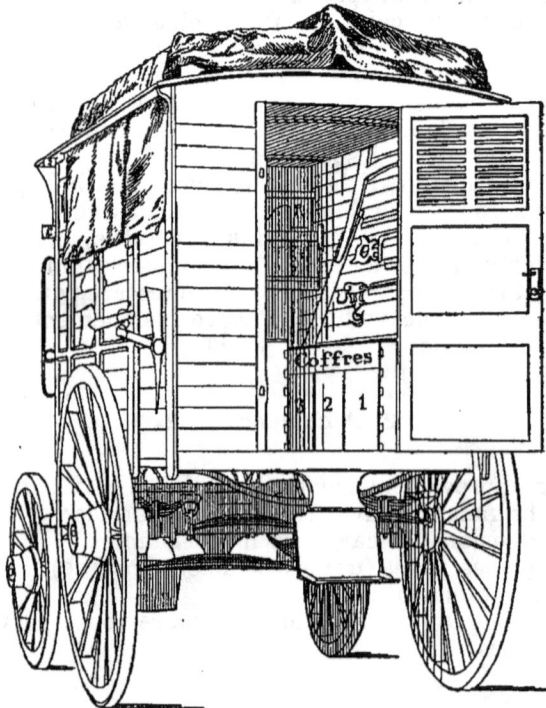

2° Trois chargements de voitures à deux roues pour le transport des blessés;

3° Deux fourgons pour l'approvisionnement, les vivres et les bagages;

4° Une chapelle de campagne.

Les divisions de cavalerie ont six petites voitures pour blessés.

532. De même que pour l'ambulance n° 1, il entre dans les approvisionnements des médicaments, matières, denrées et objets de consommation, mais en moins grande quantité.

Un tableau indicatif fait connaître les quantités, la valeur du matériel et son aménagement dans les caisses, ballots et voitures.

3° Ambulance n° 3.

533. Les approvisionnements d'ambulance n° 3 sont affectés aux colonnes opérant dans les montagnes et aux colonnes opérant en Algérie (colonnes de 1.000 à 2.500 hommes environ).

534. Cette ambulance ne comporte pas de chargements de voitures. Les médicaments, matières, denrées et objets de consommation qui y entrent sont placés dans des cantines appelées cantines de pharmacie, de chirurgie, d'administration, lesquelles sont portées à dos de mulet (vingt-deux mulets de bât).

535. Un approvisionnement spécial est constitué pour les colonnes opérant en Algérie. Il comprend des médicaments, des matières, des denrées et objets de consommation, lesquels sont placés dans des cantines portées à dos de mulet. Il est alloué, en outre, deux voitures de réquisition, ou l'équivalent en mulets de bât, pour le transport des vivres et des bagages du personnel.

536. Le transport des malades et des blessés est assuré au moyen des mulets de bât ou des voitures de réquisition.

III. Chargement de voitures.

537. On entend par chargement de voitures, les médicaments, matières et objets de consommation entrant dans la composition :

1° Des voitures de chirurgie;

2° Des voitures d'administration;

3° Des voitures d'approvisionnement de réserve;

4° Des voitures à quatre roues pour le transport des blessés;

5° Des voitures à deux roues pour le transport des blessés.

538. Les approvisionnements de chaque chargement sont détaillés dans un tableau indicatif spécial ainsi que dans le tableau indicatif de l'ambulance à laquelle ils sont affectés.

539. *Voiture de chirurgie.* — La voiture de chirurgie contient les objets de pansement et les objets nécessaires pour donner les premiers soins aux malades et blessés.

FOURGONS DU SERVICE DE SANTÉ A ET B

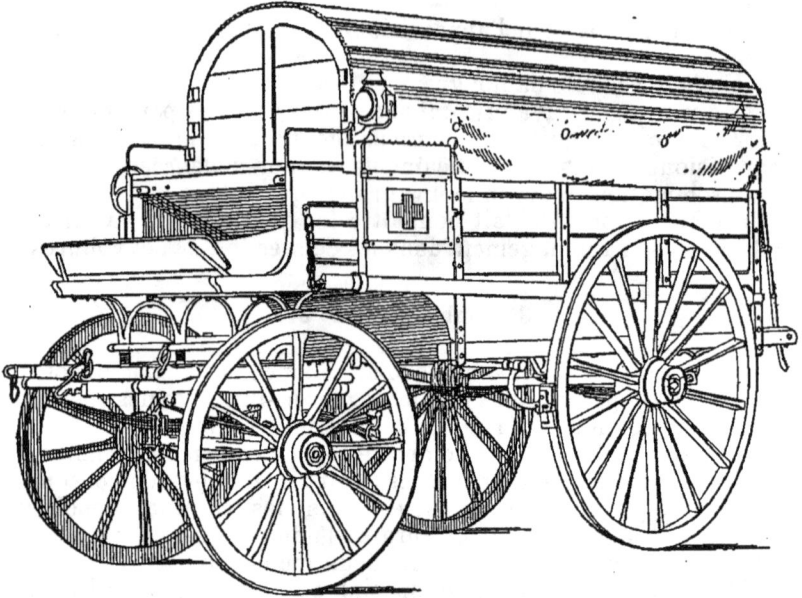

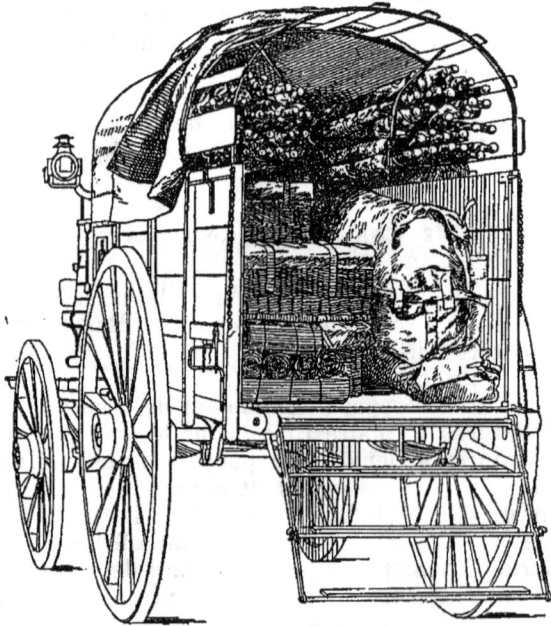

540. Son aménagement présente deux parties distinctes.

541. La partie principale s'ouvre à l'arrière et présente un couloir central de chaque côté duquel sont disposés des casiers et des tiroirs contenant des médicaments et des objets de pansement.

542. La partie antérieure est constituée par deux armoires, dont les portes en fer s'ouvrent sur les deux grands côtés de la voiture.

543. Ces deux armoires contiennent chacune quatre paniers : au deuxième étage, deux paniers d'appareils de lavage et de pansements simples pour les médecins du premier groupe des ambulances, et deux paniers d'appareils de lavage et de pansements pour opérations pour les médecins du deuxième groupe; au premier étage, deux paniers pour les médecins du troisième groupe et deux paniers de pansements simples et d'objets divers. Au-dessus de ces deux étages, il y a quatre paniers n° 5 qui se chargent par la partie postérieure de la voiture.

544. *Voiture d'administration.* — La voiture d'administration présente, à la partie antérieure, une armoire s'ouvrant derrière le siège et qui contient des imprimés, des objets de bureau, des bourgerons, des tabliers, serviettes, bougeoirs, lanternes et des ustensiles pour les repas; sous le siège, deux réservoirs pour l'eau et le vin. A la partie postérieure se trouvent six coffres à denrées, quatre compartiments à denrées, une étagère pour les ustensiles de cuisine; contre les parois, sont accrochés divers ustensiles de cuisine.

545. *Voiture d'approvisionnements de réserve.* — Les chargements des voitures d'approvisionnements de réserve se composent d'objets de pansement, de médicaments, de denrées, d'appareils à fractures, de gouttières, de couvertures, de brancards, de deux tentes Tortoise et d'une chapelle de campagne.

546. *Voitures à quatre roues.* — Le chargement des voitures à quatre roues comprend: deux torchons, quatre brancards, un fanion de neutralité, un fanion tricolore, un réservoir à eau et un urinal.

547. *Voitures à deux roues.* — Le chargement des voitures à deux roues est semblable au précédent, toutefois il n'y a que deux brancards au lieu de quatre.

IV. Transport du matériel sur les voitures et fourgons.

548. Les moyens de transport dont dispose le service de santé sont les suivants :

1° Ambulance du quartier général. — Une voiture pour le personnel, deux voitures de chirurgie, deux voitures d'administration, quatre fourgons d'ambulance pour approvisionnement de réserve (numérotés A, B, C, D), deux fourgons d'ambulance sur lesquels sont adaptées les tentes Tortoise, portant les bagages, des brancards, musettes, etc. (numérotés E, F), deux fourgons pour vivres, huit voitures à deux roues pour le transport des blessés, six voitures à quatre roues pour le transport des blessés, trente-trois mulets de bât, dont vingt porteurs de cacolets, dix de litières, un d'outils et deux haut-le-pied;

2° Ambulance divisionnaire. — Une voiture pour le personnel, deux voitures de chirurgie, deux voitures d'administration, quatre fourgons pour approvisionnement de réserve (numérotés A, B, C, D), deux fourgons pour tentes et bagages (numérotés E, F), deux fourgons pour vivres, quatre voitures à deux roues pour le transport des blessés, quatre voitures à quatre roues pour le transport des blessés, trente-trois mulets de bât;

3° Ambulance de la brigade de cavalerie. — Deux fourgons pour les bagages, les vivres et les approvisionnements, trois voitures à deux roues pour le transport des blessés, trois voitures à quatre roues qour le transport des blessés;

4° Hôpital de campagne. — Une voiture pour le personnel (hôpital numéro impair), une voiture à bagages et à vivres (hôpital numéro pair), quatre fourgons pour approvisionnements.

549. *Responsabilité pendant le transport.* — Les officiers d'administration gestionnaires des ambulances sont, en principe, responsables du matériel de ces ambulances; cependant, comme les voitures sont placées sous le commandement des officiers du train des équipages, ces officiers en deviennent responsables par le seul fait du chargement du matériel sur ces véhicules.

550. En temps de paix, les voitures techniques du service de santé sont placées sous la garde des officiers gestionnaires des hôpitaux, dans les établissements ou dans les dépôts assignés spécialement. Quant aux voitures, litières et cacolets affectés au transport et à l'enlèvement des blessés, c'est le train des équipages qui en a la charge.

V. Approvisionnements d'hôpital de campagne.

551. Les approvisionnements d'hôpital de campagne sont constitués:

1° Pour les hôpitaux de campagne marchant avec les ambulances;

2° Pour les hôpitaux d'évacuation.

Ils ont été calculés pour assurer le traitement de cent malades ou blessés pendant trois mois.

Ils comprennent le matériel ci-après:

Cinq caisses de médicaments;

Vingt-un paniers à pansements;

Une caisse d'appareils à fractures;

Un paquet de gouttières ;
Un paquet de toile métallique ;
Une caisse d'instruments de chirurgie du nouvel arsenal ;
Un aspirateur de Potain et divers instruments isolés ;
Six caisses d'administration comprenant des vivres de con-
serves, des ustensiles divers, marmites, etc. ;
Cinquante couvertures en cinq bâches de dix chacune ;
Deux cents draps de lits en cinq ballots de quarante chacun ;
Huit ballots de linge, objets de couchage et effets divers ;
Une caisse d'imprimés.

L'arrimage des paniers, caisses et ballots sur les fourgons est
détaillé à la suite du tableau indicatif de la composition de cette
unité collective.

Le poids total est d'environ 2.827 kilogrammes et le cube
9mc,704.

VI. Tentes et baraques employées pour le service de santé.

552. Les tentes et baraques employées pour le service de santé
sont les suivantes :
1º La tente d'hôpital ;
2º La tente d'ambulance ;
3º Le fourgon-tente ;
4º Les baraques mobiles.

Le montage et le démontage des tentes et baraques étant une
opération importante pour les officiers d'administration, nous don-
nons la description complète de ce matériel afin de remplacer, le
cas échéant, les tableaux indicatifs et les notices qui feraient
défaut.

1º Tentes d'hôpital.

553. La tente d'hôpital est du système Tollet. Elle mesure 15
mètres de long sur 5 mètres de large et 5 mètres de haut. Son
cubage d'air est de 205 mètres cubes. Elle peut contenir vingt-
huit lits ; trois hommes au moins sont nécessaires pour procéder
au montage et les différentes opérations ne demandent pas moins
de deux heures.

554. Elle se compose de deux parties principales :
1º La charpente en fer ;
2º Les enveloppes de la tente.

555. Elle comprend, en outre, des objets accessoires, tels
qu'échelles simples, supports d'auvent, piquets, etc.

556. La charpente en fer de la tente se compose de :
1º Un cadre arrondi à ses deux extrémités reposant sur le sol et

formant le plan de la tente; il est composé de deux semelles transversales en fer en U, de deux semelles longitudinales en fer cornière et de deux semelles circulaires;

2° Quatorze demi-fermes cintrées en fer double T de même longueur, constituant le corps de la tente et qu'on assemble deux à deux pour former une ferme; les extrémités des fermes reposent sur les semelles longitudinales;

3° Quatre autres demi-fermes en fer double T, plus petites que les précédentes et formant les croupes ou extrémités de la tente. Leurs extrémités reposent en bas sur les semelles circulaires, et en haut sur les fermes extrêmes du corps de la tente;

4° Douze entretoises (pièces en fer qui consolident et relient la charpente) reliant les demi-fermes du corps de la tente entre elles;

5° Quatre entretoises droites en fer cornière, reliant les demi-fermes de croupe;

6° Deux entretoises en fer cornière, servant à relier entre elles les deux demi-fermes de chaque croupe;

7° Deux autres entretoises ou linteaux en fer plat que l'on place également entre les deux fermes extrêmes du corps de la tente et au-dessus des précédentes, à l'endroit où se fixent les demi-fermes de croupe;

8° Un faîtage en bois armé de fourches et composé de trois pièces.

557. Les enveloppes de la tente se composent :

1° D'une enveloppe extérieure de toile, divisée en trois parties, d'une enveloppe rectangulaire, du corps de la tente et de deux enveloppes de croupe;

2° Une enveloppe intérieure en coton, composée de quatre pièces, d'une enveloppe intérieure rectangulaire pour le corps de la tente; d'une enveloppe en coton, accusant à l'intérieur la forme extérieure de la croupe; d'une paire de rideaux se plaçant à l'extrémité opposée de celle où l'enveloppe intérieure de croupe est placée.

558. Afin de permettre l'accès de l'air et de la lumière, deux larges ouvertures sont pratiquées de chaque côté de la tente. Elles sont munies de doubles volets en toile pour éviter l'introduction de la pluie et du vent. Sur chacune d'elles, peut s'adapter un châssis vitré : les rayons du soleil pénètrent ainsi dans la tente, et l'habitation en devient plus agréable.

559. On peut chauffer cette tente à la température que l'on désire, soit avec un, soit avec deux poêles. On a soin de placer un tuyau double à la partie extrême du faîtage en bois, et on l'y maintient avec des cordes ou des fils de fer; ce coude repose ainsi sur le faîte de la première ferme. Le tuyau de fumée vient se raccorder avec le tuyau placé à l'intérieur de ce coude.

560. Pour le montage et le démontage, il est bon de consulter la notice.

TENTE D'AMBULANCE (SYSTÈME TOLLET)

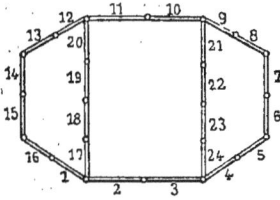

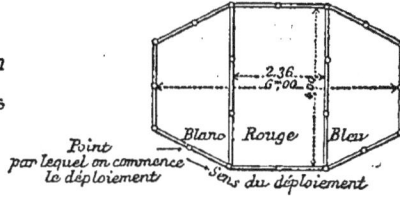

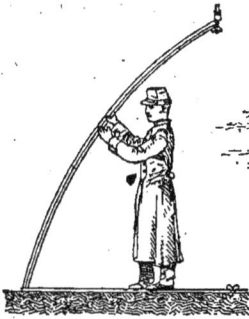

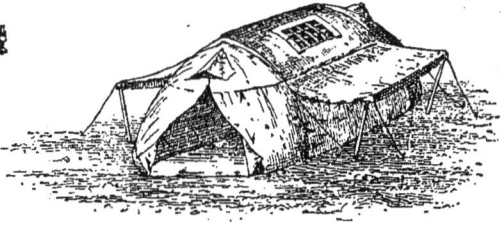

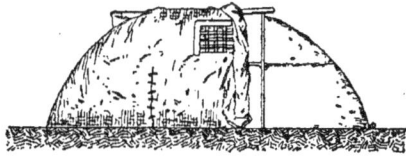

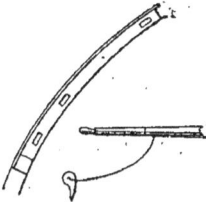

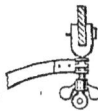

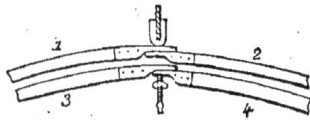

Point par lequel on commence le déploiement

Sens du déploiement

Blanc   Rouge   Bleu

2.36
6.700

Fourche de faîtage

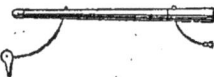

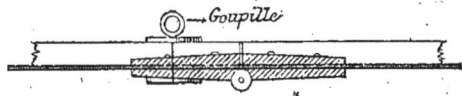

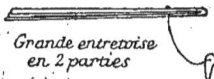

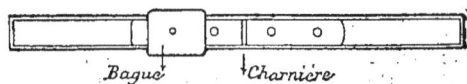

Goupille

Grande entretoise en 2 parties

Bague   Charnière

561. Cette tente est destinée aux hôpitaux d'évacuation et aux hôpitaux de campagne temporairement immobilisés.

2° Tente d'ambulance.

562. La tente d'ambulance est également du système Tollet; elle présente, avec des dimensions plus petites, à peu près la même configuration que la tente d'hôpital.

563. Une fois montée, elle mesure 6 mètres de long, 4 mètres de large et 2^m,36 de haut; elle peut abriter dix-huit hommes couchés, ou servir pour les opérations.

564. Trois hommes au moins sont indispensables pour le montage, qui se fait en vingt minutes; on la démonte en dix minutes

565. Cette tente, lorsqu'elle est empaquetée, forme trois ballots, étiquetés et numérotés, ayant la composition suivante :

566. Le ballot n° 1 renferme la toile-enveloppe, deux tabourets, huit piquets en bois, un maillet, neuf piquets en fer, un écrou d'oreille et un pied de biche.

557. Le ballot n° 2° contient quatre demi-fermes et la semelle.

568. Le ballot n° 3 contient quatre demi-fermes, six entretoises, quatre demi-entretoises, le faîtage, quatre supports d'auvent.

569. Le poids du chargement est d'environ 115 kilogrammes; son volume n'atteint pas un demi-mètre cube.

570. La tente d'ambulance ne fait plus partie des approvisionnements d'ambulance n° 1; elle est remplacée par le fourgon-tente Tortoise et est destinée à renforcer les ressources des stations-magasins.

3° Fourgon-tente.

571. Le fourgon-tente est du système Tortoise; il se compose d'un fourgon et d'une tente qui remplace la bâche de couverture. Les tentes Tortoise sont roulées, pendant la marche, dans deux fausses ridelles appliquées sur les deux côtés du fourgon; elles peuvent abriter une trentaine de blessés. Il faut six infirmiers pour monter cette tente, dont l'installation doit être rapide (dix à douze minutes).

572. L'arrimage, le montage et le démontage s'effectuent de la manière suivante :

Arrimage de la tente sur le fourgon. — Amener la caisse, sortir la tente et la placer sur le sol à côté de la voiture, à hauteur et à gauche du siège (la droite s'entend lorsqu'on regarde de l'arrière en avant).

Placer les bottes des montants l'une à droite, l'autre à gauche du fourgon, au milieu et à 2 mètres de distance environ.

Trois hommes montent sur le siège pour recevoir la tente toute roulée des mains des hommes restés à terre; ils la placent d'abord sur la coquille, puis sur le siège.

FOURGON-TENTE (SYSTÈME TORTOISE)

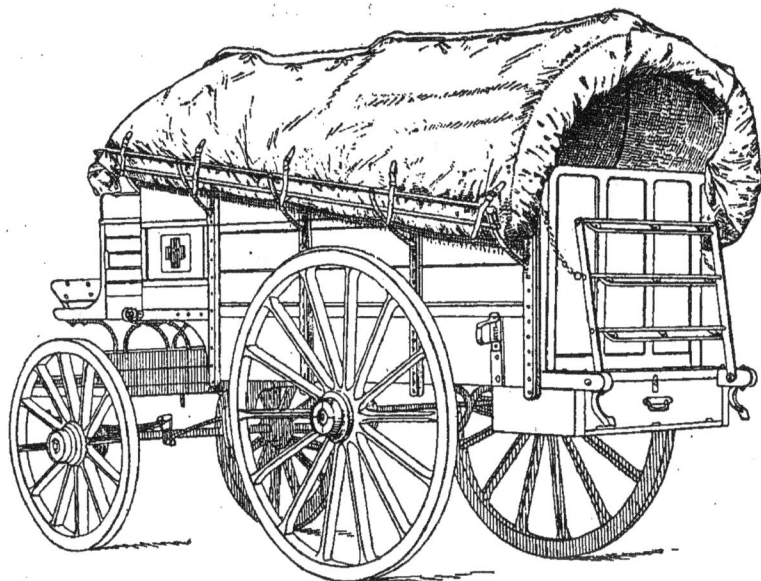

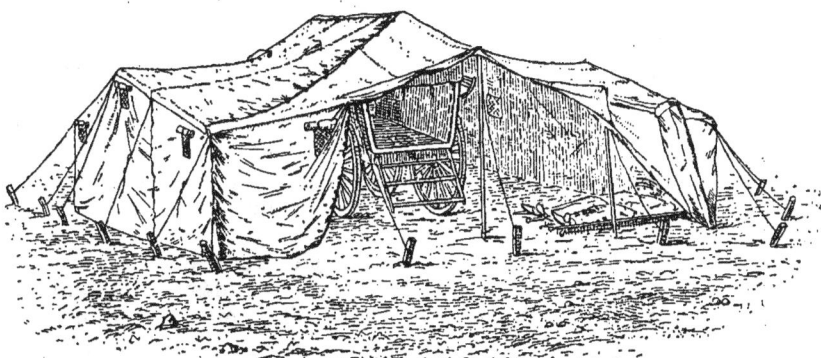

L'un des trois hommes monte sur le dôme de la voiture pour recevoir la tente que lui passent ses camarades ; il les aide en saisissant la corde d'attache, amène la tente jusqu'au milieu du fourgon, dénoue la corde d'attache, la passe à deux hommes qui la brèlent sur les anneaux du milieu des fausses ridelles, en tendant fortement tout en ayant soin de maintenir le centre de la tente sur le milieu du dôme.

Pendant ce temps, l'homme resté sur le dôme déroule la tente jusqu'aux extrémités du fourgon et passe les deux paquets de piquets à deux hommes, l'un à droite, l'autre à gauche ; il fait ensuite tomber à terre les deux bouts de la tente et il descend.

Les deux hommes qui ont reçu les paquets de piquets les placent à terre, au bout des paquets de montants et vers l'avant.

Simultanément, les hommes qui ont brèlé le milieu de la tente sur les fausses ridelles brèlent les deux cordeaux de l'avant ; deux autres brèlent les cordeaux de l'arrière sur les anneaux correspondants du pied des fausses ridelles. La tente est fixée.

Dans la position où elle se trouve, les bouts pendant à terre, les côtés encore ployés, on peut, soit achever l'arrimage sur les fausses ridelles pour charger définitivement la voiture, soit monter complètement la tente.

Arrimage sur les fausses ridelles. — On déplie complètement la tente ; les hommes se portent tous à l'arrière, deux débrèlent les cordeaux d'arrière, les autres bouclent la portière d'auvent ; tous replient ensuite le bout de la tente en roulant la toile en dessous et en allongeant les cordeaux le long du rouleau pour éviter les paquets. La tente ne doit pas être roulée serrée ; mais, au contraire, le plus lâche possible, pour faciliter son placement en bonne fortune sur le dôme.

Lorsqu'elle est aux trois quarts roulée, trois hommes montent sur le marchepied pour placer le rouleau achevé sur le dôme ; on pose ensuite le rouleau sur la toile de faîte en l'aplatissant le plus possible afin d'éviter un trop gros bourrelet.

Les hommes passent alors à l'avant, répètent la même manœuvre, brèlent avec la grande sangle longitudinale, sans trop serrer, pour maintenir seulement la tente aux extrémités de la toiture.

Les bouts étant arrimés sur le dôme, on roule le côté droit. A cet effet, un homme passe sous la tente, déroule le plus possible les bouts extrèmes et ramène la toile ainsi déroulée vers le milieu, où il la maintient pour l'engager au centre du rouleau.

Les cinq autres roulent la toile en dessous aussi également que possible. Après deux ou trois tours, l'homme qui est dessous abandonne la toile, prend le paquet de montants placé vers l'arrière, le met dans le rouleau, toujours vers l'arrière, et en fait autant pour le paquet de piquets vers l'avant.

On continue de rouler en maintenant le plus possible de toile vers le milieu et, lorsque le rouleau est achevé jusqu'eu haut, on l'engage dans la fausse ridelle; un homme monte sur le siège pour aider à la manœuvre.

On procède de la même manière pour le côté gauche, en ayant soin de bien tendre la toile pour éviter les plis et les creux pouvant former réservoir d'eau; on brèle ensuite avec les sangles des fausses ridelles jetées par dessus le fourgon.

On s'appliquera à obtenir un dôme aussi régulier et aussi tendu que possible.

La tente se trouve ainsi chargée et le fourgon peut être mis en route.

Montage de la tente. — La tente étant chargée comme il est décrit ci-dessus, trois hommes se placent à droite et trois autres à gauche du fourgon. Ils débrèlent les sangles transversales, puis la sangle longitudinale, et les rejettent du côté opposé; ils soulèvent ensuite les rouleaux, les dégagent des fausses ridelles et les déroulent.

Deux hommes, un à droite, un à gauche, prennent les paquets de montants, les placent sous la tente près des roues, et les dégagent de la botte.

Deux autres hommes, un à droite, l'autre à gauche, prennent les paquets de piquets, les portent en dehors de la tente, à 3 mètres environ du milieu des côtés de la voiture; ils dégagent ensuite des sacs les piquets et les maillets.

Simultanément, les deux derniers hommes achèvent de dérouler la tente, dénouent les cordeaux de tirage et les allongent en faisant glisser les tendeurs jusqu'à la jonction de la muraille avec la toiture. Quand les hommes occupés aux montants et aux piquets ont terminé, ils viennent aider à ces détails.

La tente étant déroulée et tous les cordeaux dénoués (avoir soin de laisser les portières d'auvent bouclées), quatre hommes se munissent chacun d'un maillet et d'un grand piquet, se placent aux quatre angles, saisissent les cordeaux de ces angles et tendent ensemble fortement la toile, en tirant exactement dans l'axe des angles opposés.

Les deux autres hommes se glissent sous la tente, prennent chacun un montant rouge, les dressent aux angles les plus proches en engageant le bout ferré dans le trou au-dessus du cordeau; ils passent ensuite rapidement aux deux autres angles avec les deux derniers montants rouges.

Simultanément, les quatre premiers hommes faisant effort d'une main sur le cordeau prennent la distance convenable pour placer leur piquet, l'enfoncent presque à fond, engagent ensuite la boucle des cordeaux dans la tête des piquets au moment où les deux hommes, tenant les montants rouges les dressent, comme il est dit plus haut. Les quatre hommes des angles tendent la toile en serrant les tendeurs; les deux hommes sous la tente rectifient les montants en leur donnant la position parfaitement verticale.

Les angles étant tendus, tendre à tour de rôle de la même façon, avec les montants verts, les milieux des côtés, puis le milieu des extrémités; faire de même avec les montants intermédiaires jaunes, puis, s'il est nécessaire, tendre les auvents des portes, ou un seul, avec les deux derniers montants verts.

La tente étant montée, rectifier la tension, s'il est nécessaire, pour que la toile fasse le moins possible de creux.

Ramasser ensuite les bouts en cuir, les courroies des bottes de montants, ainsi que les sacs de piquets et les placer dans le fourgon ; ramasser et arranger dans les fausses ridelles toutes les sangles pendantes.

Les petits piquets du bas de la tente ne se placent qu'en cas de vent ou de pluie ; par temps calme, le poids de la toile suffit pour maintenir la muraille en place.

En campagne, lorsque cela sera nécessaire, on creusera une rigole extérieure autour de la tente pour l'écoulement des eaux ; en cas de séjour prolongé, lorsqu'on aura des malades ou blessés à abriter, la terre de la rigole sera rejetée à l'intérieur pour être placée sur la toile à pourrir intérieurement et former un petit talus empêchant l'entrée des eaux sous la tente.

Démontage de la tente pour l'arrimage sur les fausses ridelles. — Par les moyens inverses, retirer les petits piquets, les montants des auvents, s'il y a lieu, puis les montants intermédiaires, ceux des extrémités et du milieu des côtés, ceux des angles, et enfin les grands piquets.

Renouer les cordeaux en les raccourcissant de toute la longueur que peuvent donner les tendeurs ramenés jusqu'au bas, rassembler les montants et les biquets, reconstituer les bottes des montants ainsi que les sacs des piquets au nombre réglementaire et les placer sous la tente, savoir : une botte de montants et un sac de piquets de chaque côté de la voiture, la botte de montants vers l'arrière, le sac de piquets vers l'avant : boucler ensuite les portières.

Les huit hommes procèdent ensuite au repliage de la tente et à son arrimage sur les fausses ridelles, ainsi qu'il est dit à l'article : *Arrimage sur les ridelles* (§ 3).

Démontage de la tente pour la remise en caisse ou en magasin. — La tente étant montée, la démonter ainsi qu'il est dit au paragraphe précédent. Mettre les paquets de montants et de piquets hors du périmètre de la tente ; déboucler les cordeaux attachant la tente sur le fourgon, déboucler les portières, descendre la tente par l'arrière, la poser à plat sur le sol, la surface antérieure en-dessus, la plier une première fois dans toute sa longueur, le pli formé par la sangle séparant la muraille de la toiture ; plier ensuite les deux extrémités de la même façon. On obtient ainsi un premier carré assez régulier qui doit être bien tendu dans tous les sens.

Replier une première fois les côtés jusqu'au milieu, puis deux fois encore sur eux-mêmes, de manière que les deux derniers

TENTES D'HOPITAL ET BARAQUES MOBILES

FIG. N° 1. — *Tente d'hôpital grande de 15 m. sur 5 m.*

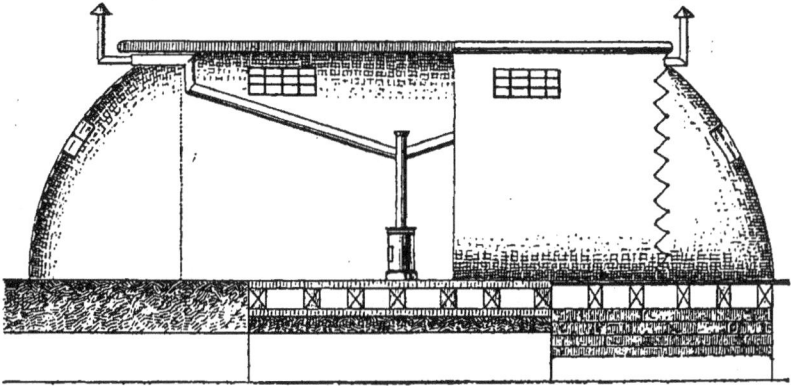

FIG. N° 2. — *Baraque mobile de 15 m. sur 5 m.*

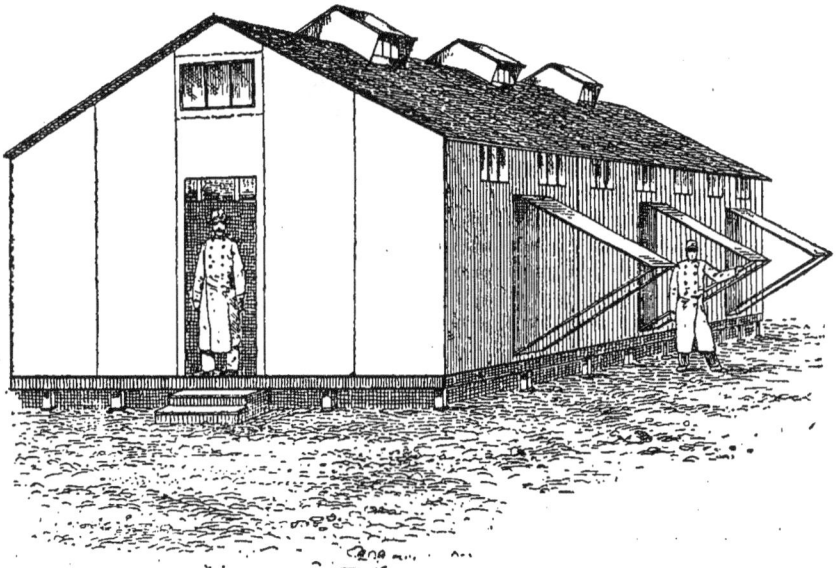

plis viennent se joindre au milieu : on a ainsi un rectangle allongé.

Replier les bouts en une seule fois jusqu'au milieu; placer les paquets de piquets en travers vers les bouts; rouler simultanément les deux bouts, les deux rouleaux se rejoignant au milieu; brêler le paquet ainsi obtenu, nouer les cordeaux et mettre en caisse.

573. Il est affecté deux tentes du système Tortoise par ambulance n° 1.

4° Baraques mobiles.

574. Il y a deux types de baraques mobiles :
1° Baraques du système Dœcker ;
2° Baraques du système Espitalier.

575. *Baraques Dœcker*. — Il y a deux sortes de baraques Dœcker : des grandes et des petites.

La grande se compose de : un plancher, deux murailles, deux pignons, un toit avec lanterneaux et un cabinet d'aisances.

Le plancher de la baraque est formé par l'assemblage des caisses dans lesquelles on a renfermé son matériel. Les parois et le toit consistent en des panneaux mobiles constitués par des cadres en bois dont les deux faces, distantes l'une de l'autre de $0^m,02$, sont couvertes d'une couche de tissu et d'une feuille de carton spécial et imperméabilisé.

Les pièces de la baraque sont toutes rendues solidaires les unes des autres à l'aide de crochets, de rainures et d'encoches. L'ensemble de la construction est soutenu et consolidé par deux fermes se composant chacune de deux arbalétriers et de quatre montants; les fermes sont reliées entre elles et avec les pignons par des pannes.

La grande baraque complète forme un volume de 15 mètres cube et pèse environ 3.600 kilogrammes.

Elle a un cubage d'air de 295 mètres cubes et peut contenir seize lits d'hôpital ou vingt de campagne.

576. La baraque petite, d'un volume moindre, peut contenir six lits d'hôpital et huit lits de campagne.

Pour dresser une baraque, un minimum de trois hommes est nécessaire. Le montage peut être accéléré en employant six hommes à raison de deux équipes de trois hommes qui opèrent chacune sur un des côtés de la baraque. Six heures suffisent pour la mise en place.

Les pièces de la construction sont toutes numérotées. Dans toutes les opérations du montage, on devra avoir pour règle de procéder par numéro d'ordre et de réunir ensemble toutes les pièces portant un même numéro.

Les baraques doivent être nettoyées avec de l'eau légèrement savonneuse.

Après un service d'un été ou d'un hiver, le toit doit être peint à l'huile; une seule couche suffit. La baraque en entier sera d'ailleurs repeinte tous les deux ou trois ans, comme tous les objets peints à l'huile.

Si un choc vient à perforer l'un des panneaux, on bouche le trou en y collant de la toile et du papier.

577. *Baraque Espitalier*. — Cette baraque présente avec celle du système Dœcker les différences ci-après :

La charpente est en fer, elle comprend quatre-vingt-dix-neuf colis pesant 6.000 kilogrammes et exige douze hommes pour la monter.

VII. Tableaux indicatifs des unités collectives principales et des sous-unités collectives.

578. Les tableaux indicatifs remplacent les anciennes nomenclatures spéciales, par suite des nombreux changements qui ont eu lieu dans la constitution du matériel de la réserve de guerre. Ce sont, d'ailleurs, de véritables nomenclatures spéciales différant de celles primitives en ce qu'elles sont établies avec beaucoup de méthode et qu'elles donnent la composition de toutes les unités ainsi que le mode d'arrimage des approvisionnements.

CROQUIS D'ENSEMBLE DU SERVICE DE SANTÉ EN CAMPAGNE

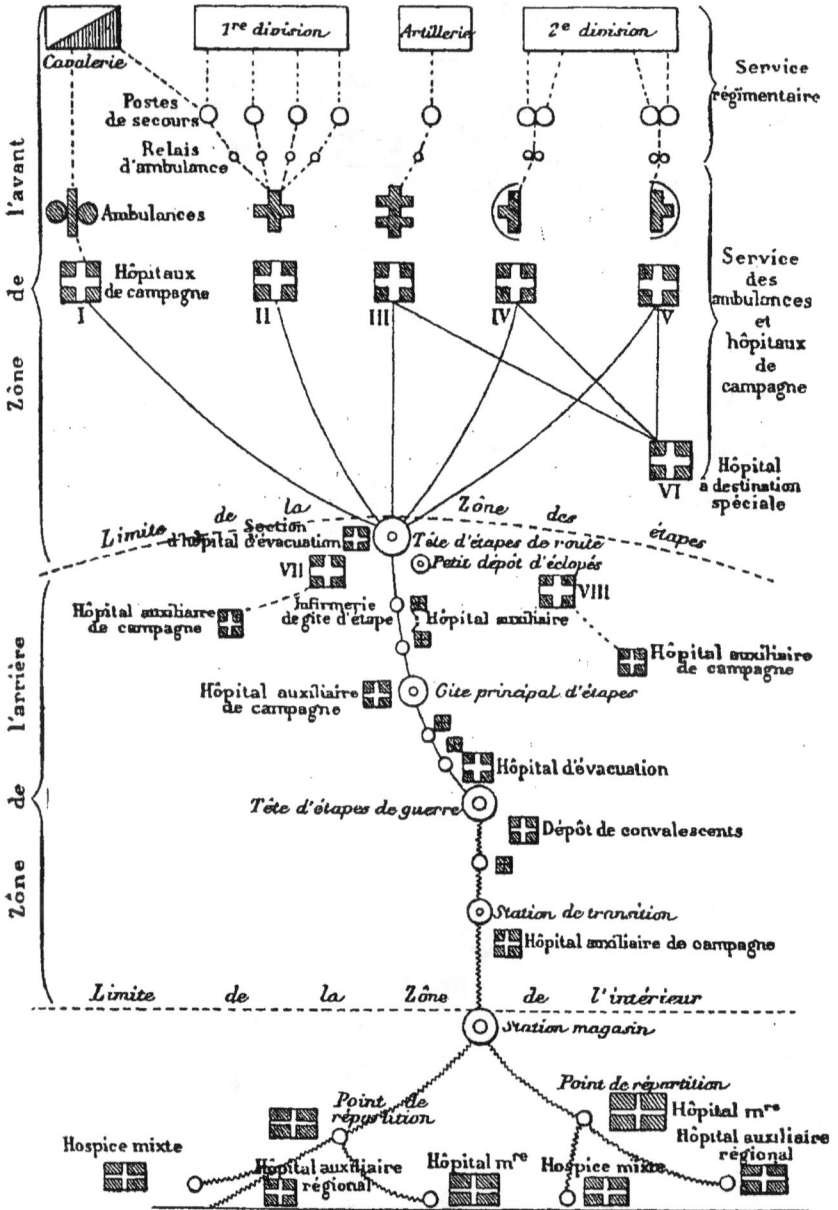

CHAPITRE VI

AMBULANCES

579. Lè service de santé du corps d'armée mobilisé est appelé service de l'avant; celui qui est réparti en dehors de la zone des opérations est nommé service de l'arrière.

580. Le service de l'avant est divisé en trois échelons, savoir :

1° Le service régimentaire;

2° Les ambulances;

3° Les hôpitaux de campagne.

581. Le service régimentaire est destiné à donner les premiers secours.

582. Les ambulances sont destinées à compléter l'action du service régimentaire en marche et en station, à recevoir les blessés relevés sur le champ de bataille et à leur donner les soins nécessaires pour qu'ils puissent être évacués promptement.

582 (*bis*). Les hôpitaux de campagne sont destinés à relever les ambulances, à continuer les évacuations et à traiter sur place les malades et blessés non évacués.

583. Chaque corps d'armée comprend quatre ambulances, savoir :

1° Une ambulance de quartier général;

2° Deux ambulances divisionnaires, soit une ambulance par division d'infanterie ;

3° Une ambulance de cavalerie.

584. Chaque division de cavalerie indépendante possède une ambulance de cavalerie.

I. Personnel et matériel.

585. Le personnel affecté aux ambulances comprend des médecins (armée active et réserve), des officiers d'administration

(armée active et réserve), des aumôniers, des officiers du train (armée active et réserve), des vétérinaires, des infirmiers militaires, des brancardiers d'ambulance, des vélocipédistes, et, enfin, des hommes du train des équipages.

586. Les approvisionnements affectés à chaque ambulance ont été détaillés au chapitre V. Ils sont inscrits sur le carnet du matériel tenu par l'officier d'administration gestionnaire.

587. Ceux des ambulances de division d'infanterie et du quartier général sont constitués en partie double, de façon à permettre le fractionnement en deux sections de chacune de ces formations.

Dans ce cas, la voiture du personnel marche avec la 1re section.

588. *Attributions du médecin-chef.* — Le médecin-chef a les attributions et les devoirs généraux d'un chef de corps.

589. Il a la police et la discipline générale de la formation sanitaire et autorité, en ce qui concerne le service de santé, sur les troupes du train des équipages militaires.

590. Il assure la répartition du personnel et a l'initiative des propositions pour l'avancement.

591. Il veille à ce que les approvisionnements soient toujours au complet et en bon état.

592. Son action s'étend sur toutes les parties du service.

593. Il établit les procès-verbaux des pertes et avaries.

594. Il adresse tous les jours, au directeur dont il relève, la situation-rapport concernant le service.

595. Il tient le journal des marches et opérations, le carnet médical et le registre des rapports journaliers.

596. Il reçoit, en présence de l'officier d'administration gestionnaire ou, à défaut, en présence de deux témoins, les testaments des malades et blessés en traitement à la formation sanitaire.

597. *Attributions de l'officier d'administration.* — L'officier d'administration gestionnaire assure, sous l'autorité du médecin-chef, le service administratif.

598. Il commande et administre le détachement d'infirmiers.

599. Il maintient, sous l'autorité du médecin-chef, l'ordre et la discipline des malades et des infirmiers.

600. Il est chargé de la gestion en deniers et en matières de la formation sanitaire. Il est personnellement et pécuniairement responsable des fonds et du matériel qui lui sont confiés. Il ne fournit pas de cautionnement.

601. Il peut, par délégation du médecin-chef, exercer des réquisitions ; à cet effet, des carnets d'ordres de réquisitions et des carnets de reçus lui sont remis.

602. Il est responsable des effets, papiers, bijoux ou valeurs déposés par les entrants ou provenant des décédés.

603. Il remplit les fonctions d'officier payeur pour tout le personnel à l'exception du détachement du train.

604. Il est officier de l'état civil en ce qui concerne les nais-

PLAN-TYPE DE L'INSTALLATION D'UNE AMBULANCE

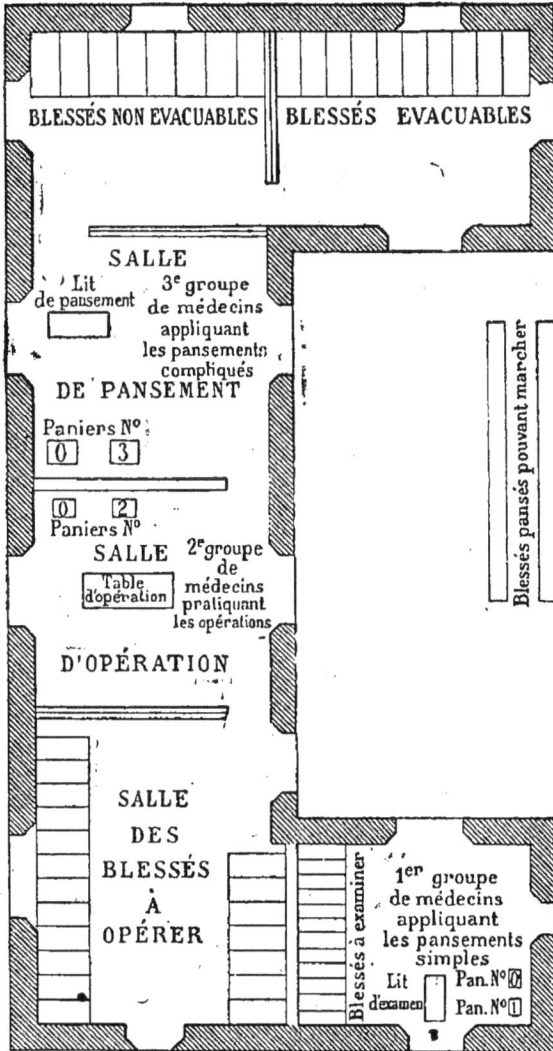

BLESSÉS NON EVACUABLES BLESSÉS EVACUABLES

SALLE

Lit de pansement   3e groupe de médecins appliquant les pansements compliqués

DE PANSEMENT

Paniers N° :   [0]   [3]

[0]   [2]
Paniers N°

SALLE   2e groupe de médecins pratiquant les opérations

Table d'opération

D'OPÉRATION

SALLE
DES
BLESSÉS
À
OPÉRER

Blessés pansés pouvant marcher

Blessés à examiner

1er groupe de médecins appliquant les pansements simples

Lit d'examen   Pan. N° [0]
Pan. N° [1]

sances, mariages, décès et reconnaissances d'enfants naturels intéressant le personnel de la formation sanitaire et les malades et blessés en traitement.

605. Il reçoit les actes de procuration, consentement à mariage et à engagement militaire et d'autorisation maritale pour le personnel de la formation sanitaire, les malades et blessés en traitement et les personnes non militaires qui se trouvent dans les forts et places assiégées en cas de mobilisation ou de siège.

606. Il assiste le médecin-chef pour la réception des testaments.

607. Un des officiers d'administration en sous-ordre exerce les fonctions d'officier d'approvisionnement. Il est monté.

608. Les officiers d'administration peuvent être désignés pour diriger les infirmiers ou les brancardiers chargés de l'enlèvement des blessés.

609. *Fractionnement de l'ambulance.* — Les ambulances se divisent en deux sections : une section marche avec l'avant-garde et l'autre fait partie du train de combat des colonnes. L'ambulance du quartier général marche en tête du train régimentaire du corps d'armée.

610. Ce fractionnement a également lieu au cantonnement et au bivouac, de façon qu'il y ait toujours une unité disponible ; la 1re section est généralement la première utilisée.

611. L'une des sections de l'ambulance du quartier général peut être employée à renforcer celle des ambulances divisionnaires dont le service est le plus chargé ; la seconde doit être conservée disponible le plus longtemps possible.

II. Fonctionnement pendant le combat.

612. Les ambulances divisionnaires entrent les premières en action.

613. Lorsque le combat devient imminent, le médecin-chef de la division, après avoir pris les ordres du général commandant, fixe l'emplacement que devra occuper l'ambulance divisionnaire.

614. L'ambulance du quartier général entre en action sur l'ordre du général commandant le corps d'armée, ou, en cas d'urgence, du directeur du service de santé du corps d'armée.

615. L'ambulance doit être établie, autant que possible, à proximité des réserves de la division, de façon à être soustraite aux oscillations de la lutte.

616. On donne la préférence à des points de facile accès, abrités du feu, abondamment pourvus d'eau, situés à proximité d'une route conduisant vers l'arrière et se reliant, s'il est possible, aux relais d'ambulance par des chemins praticables.

617. A défaut d'habitations bien défilées du feu, on installe l'ambulance, s'il est possible, sur un sol mou. Les voitures et les fourgons d'approvisionnement sont rangés en parc en dehors des

chemins. D'après les instructions du médecin-chef, l'officier gestionnaire fait monter les deux tentes tortoise pour recevoir les
blessés, installe la cuisine, les bureaux (principalement celui des
entrées), fait les distributions ordonnées, donne des ordres pour
que les infirmiers préparent le bouillon et les aliments et fassent
des provisions d'eau, de paille et d'objets de première nécessité.

618. La répartition du matériel est également préparée à
l'avance. Les paniers qui se trouvent dans les armoires de la voiture de chirurgie sont mis à la disposition des médecins des trois
groupes dont il est parlé ci-après.

619. L'emplacement de l'ambulance est indiqué : pendant le
jour, par le fanion de la convention de Genève placé à côté d'un
fanion aux couleurs nationales; pendant la nuit, par deux lanternes, l'une à verre rouge, l'autre à verre blanc.

III. Relèvement des blessés.

620. La mission de relever les blessés sur le champ de bataille
incombe principalement aux médecins, aux infirmiers et aux
brancardiers régimentaires.

621. Lorsque l'action s'engage, les brancardiers régimentaires
déposent leurs sacs auprès des voitures médicales; ils placent
leurs fusils en bandoulière et prennent les brancards; ils sont
formés en groupes commandés par les caporaux brancardiers et
dirigés vers le front de combat. Ils relèvent indistinctement tous
les blessés, leur donnent les soins les plus urgents et les condui-
sent ou les transportent rapidement au poste de secours où ils sont
visités et pansés.

622. Une fiche de diagnostic est alors fixée aux vêtements des
blessés; elle est rouge pour les blessés évacuables et blanche pour
les blessés non évacuables.

623. Pour le transport des blessés du poste de secours au relai
d'ambulance, les musiciens sont mis à la disposition du médecin,
chef de service.

624. A l'ambulance, le médecin-chef organise des groupes de
brancardiers et d'infirmiers qui se mettent en rapport avec le service régimentaire. Ces groupes sont dirigés par un des officiers
de la formation sanitaire, qui reçoit du médecin-chef l'indication
des postes de secours à desservir et des points où sont établis les
relais d'ambulance.

IV. Transports à l'ambulance au moyen des brancards et des voitures.

625. On dispose, pour le transport des blessés :
1e De voitures à quatre roues dites voitures omnibus;

2° De voitures à deux roues;

3° De litières et de cacolets;

4° De brancards à bras;

5° De brancards roulants.

626. La voiture à quatre roues peut transporter quatre blessés couchés ou dix blessés assis, ou deux couchés et cinq assis.

627. La voiture à deux roues peut porter deux blessés couchés.

628. Les litières sont des couchettes en fer que l'on suspend par paire au bât d'un mulet; elles sont destinées aux blessés couchés.

629. Les cacolets sont des fauteuils destinés également à être accrochés de chaque côté du bât d'un mulet.

630. Ces deux modes de transport sont avantageux dans les terrains accidentés, où les voitures ne peuvent pas arriver, mais ils sont surtout pénibles en cacolets : les blessés sont soumis à des secousses violentes et exposés à des chutes.

631. Le brancard à bras se compose d'une forte toile clouée sur deux hampes en bois solide et flexible.

632. Il y a plusieurs types de brancards : ceux adoptés par le service de santé sont à traverses en fer articulées sur les hampes, ou à compas, du système Franck, ou encore à hampes pliantes à l'usage des troupes de montagne.

633. Le brancard roulant peut être utilisé sur les routes bien entretenues. Dans certaines régions, il peut être substitué aux mulets de bât.

634. Deux brancardiers sont nécessaires pour traîner un de ces brancards.

635. En installant les postes de secours, on a le soin de placer les voitures pour le transport des blessés en arrière de ce poste et, autant que possible, sans sortir des chemins. Cette station de voitures ou « relais d'ambulance », constitue habituellement le point extrême du service des brancardiers régimentaires.

636. Les voitures et les groupes de l'ambulance se dirigent vers le relais d'ambulance, les voitures s'arrêtant l'avant tourné vers l'ambulance, qu'elles rejoignent dès qu'elles sont chargées.

637. Les brancardiers d'ambulance relaient les brancardiers régimentaires, ou vont, au besoin, jusqu'à la zone où sont tombés les blessés.

638. Les blessés qui peuvent marcher se rendent seuls à l'ambulance; s'ils ont besoin d'être soutenus, ils sont accompagnés d'infirmiers qui se chargent de leurs armes et de leurs sacs.

639. On doit, en transportant les blessés, les mettre autant que possible à couvert du feu de l'ennemi en profitant des plis de terrain, des haies, etc.

640. Les armes et les sacs des blessés doivent être recueillis par les infirmiers et apportés à l'ambulance.

641. Lorsque les infirmiers ont déposé un blessé à l'ambulance, ils prennent un brancard de rechange dans la salle de visite et

retournent chercher d'autres blessés. Ils continuent ainsi jusqu'à ce que tous les blessés aient été transportés.

V. Inscription sur le registre des entrées.

642. Sont admis et traités dans les formations sanitaires, à la charge du département de la guerre :
1° Les militaires des armées de terre et de mer ;
2° Les personnels militarisés ;
3° Les fonctionnaires et employés de l'administration centrale de la guerre ;
4° Les fonctionnaires et employés des administrations de la marine et des colonies.
Sont admis à charge de remboursement :
1° Les prisonniers de guerre et déserteurs étrangers ;
2° Les auxiliaires civils des différents services ;
3° Les entrepreneurs, préposés et ouvriers des services exécutés à l'entreprise ; les personnes autorisées à suivre l'armée comme domestiques des officiers, fonctionnaires et employés militaires ;
4° Enfin, mais seulement sur l'ordre du général en chef, les personnes non comprises dans l'énumération ci-dessus, autorisées à suivre l'armée et qui ne peuvent se procurer ailleurs les soins que leur état réclame.
643. Les blessés qui sont amenés à l'ambulance sont porteurs d'un billet d'hôpital établi dès le temps de paix et dont la formule est insérée dans le livret individuel. Le médecin du poste de secours remplit la partie médicale et la signe.
644. Les infirmiers commis aux écritures désignés par les officiers d'administration relèvent sur des calepins, le plus promptement possible, le nom, le numéro matricule et le régiment des blessés. Ces calepins servent à établir le registre des entrées.
645. Tous les entrants sont inscrits successivement dans leur ordre d'admission. Les dépôts de valeurs sont relatés sur le registre des entrées, et récépissé en est donné aux intéressés par l'officier d'administration gestionnaire.
646. Ne sont pas considérés comme entrants :
647. Les militaires qui, à la suite d'une action, ont été pansés à l'ambulance, mais qui, dans la même journée, ont rejoint leur corps ;
648. Les hommes évacués directement de leur corps et qui ne paraissent à l'ambulance que pour se joindre à un convoi d'évacuation, lorsqu'ils en reçoivent des soins et des aliments ;
649. Ceux qui, au cours d'une évacuation, reçoivent des soins et des aliments d'un établissement hospitalier situé sur la route, ou d'une infirmerie de gare.
650. Les militaires des catégories énumérées ci-dessus sont

inscrits numériquement pour mémoire à la section III du carnet administratif.

651. *Formalités administratives.* — Les blessés apportent à l'ambulance leurs armes et leurs effets, à l'exception des munitions et des objets de campement d'un usage collectif.

652. Ils reçoivent des aliments d'après les prescriptions des médecins. Comme il n'y a pas de tarif d'allocation, on se rapproche le plus possible du taux de la ration de campagne.

653. Les consommations sont portées journellement sur un certificat administratif.

654. Tous les mois, ces certificats sont envoyés au bureau de comptabilité pour l'établissement du relevé mensuel des consommations.

655. Après chaque combat, le médecin-chef adresse au médecin divisionnaire un rapport détaillé sur le fonctionnement de l'ambulance.

656. Tous les jours, l'officier d'administration gestionnaire établit la situation-rapport présentant le mouvement des malades et blessés. Cette situation est envoyée en trois expéditions au médecin divisionnaire, qui en conserve une et transmet les deux autres au général commandant la division et au directeur du service de santé du corps d'armée.

657. Tous les cinq jours et le lendemain d'un jour d'action, l'officier d'administration gestionnaire adresse au bureau de comptabilité un état nominatif de mutation des malades entrés et un état semblable concernant les malades sortis pendant les cinq jours.

658. *Fiches de diagnostic.* — La fiche de diagnostic indique :

1° Les nom et prénoms du blessé;
2° Les régiment, bataillon, compagnie;
3° La nature et région de la blessure.

659. A la suite de chaque pansement ou opération, la fiche est revisée et fixée au vêtement du blessé.

660. L'emploi de cette fiche épargne au blessé la répétition d'examens inutiles et facilite le classement rapide des blessés dans les hôpitaux de campagne et d'évacuation; on y inscrit la nature de la blessure et les soins chirurgicaux intervenus.

661. A leur arrivée à l'ambulance, les blessés sont examinés par les médecins du premier groupe, qui vérifient les fiches de diagnostic, en font établir pour ceux qui n'en ont pas, les classent dans l'une des trois catégories : pansés, à panser, à opérer, et appliquent ensuite des pansements simples.

662. Les médecins des deux autres groupes font les pansements compliqués et posent les appareils d'immobilisation.

VI. Evacuation sur l'arrière.

663. Les blessés, après avoir été soignés et pansés, sont divisés en trois catégories :

1° Ceux qui sont encore capables de marcher ;

2° Ceux qui, atteints plus grièvement, peuvent néanmoins supporter le transport ;

3° Ceux qui, absolument intransportables, doivent être remis à un hôpital de campagne.

664. Dès qu'il est avisé par le médecin-chef de la division (ou par le directeur du service de santé du corps d'armée) des points sur lesquels il peut évacuer les blessés, le médecin-chef fait constituer habituellement deux convois d'évacuation.

665. Le premier comprend les blessés de la première catégorie. Le plus élevé en grade parmi ces blessés prend le commandement et le conduit à la destination assignée. Quelques-uns peuvent être renvoyés à leurs corps, les autres sont dirigés sur un dépôt d'éclopés, établi en arrière des troupes.

666. Le second comprend les hommes de la deuxième catégorie qui sont transportés par les voitures d'ambulance, par les litières ou par les voitures auxiliaires.

667. Ces hommes sont dirigés sur les hôpitaux de campagne voisins de l'ambulance ou, s'il y a lieu, sur un hôpital d'évacuation.

668. Dans bien des circonstances, les voitures d'ambulance sont insuffisantes pour ces évacuations ; dans ce cas, on a recours soit aux voitures auxiliaires des divers services de l'armée, soit aux voitures de réquisition.

669. Les voitures auxiliaires reçoivent des aménagements spéciaux tels que sièges, bottes de paille, matelas, cordes, perches, ressorts mobiles, etc., afin d'éviter les cahots et les accidents de route.

670. Pour chaque évacuation, l'officier d'administration gestionnaire établit une feuille d'évacuation dont la contexture est détaillée au chapitre VIII.

VII. Service pendant la marche, au bivouac et au cantonnement.

671. En marche et en station, les ambulances accompagnent toujours les unités de commandement qu'elles desservent. Elles occupent, dans les colonnes, la place indiquée ci-dessous, fixée par le règlement du 26 octobre 1883 sur le service des armées en campagne.

ORDRE DE MARCHE DU CORPS D'ARMÉE ET DE LA DIVISION D'INFANTERIE MARCHANT SUR UNE SEULE ROUTE (1)

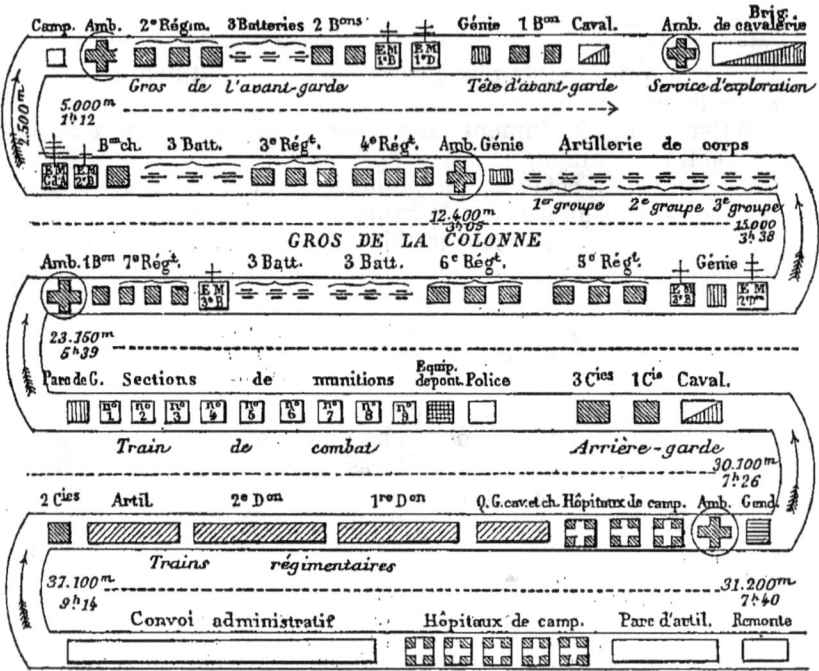

Camp. Amb. 2° Régim. 3 Batteries 2 B^{ons} Génie 1 Bon Caval. Amb. de cavalerie Brig.

Gros de l'avant-garde   Tête d'avant-garde   Service d'exploration

5.000^m
1^h12
2.500^m

B^{on} ch. 3 Batt. 3° Rég^t. 4° Rég^t. Amb. Génie Artillerie de corps

12.400^m
3^h05
1er groupe 2e groupe 3e groupe
15.000
3^h38

GROS DE LA COLONNE

Amb. 1 B^{on} 7° Rég^t. 3 Batt. 3 Batt. 6° Rég^t. 5° Rég^t. Génie

23.150^m
5^h39

Parc de G. Sections de munitions Equip. de pont. Police 3 Cies 1 Cie Caval.

Train de combat   Arrière-garde
30.100^m
7^h26

2 Cies Artil. 2e D^{on} 1re D^{on} Q. G. cav. et ch. Hôpitaux de camp. Amb. Gend.

Trains régimentaires

37.100^m
9^h14
31.200^m
7^h40

Convoi administratif   Hôpitaux de camp. Parc d'artil. Remonte

ORDRE DE MARCHE DE LA DIVISION D'INFANTERIE MARCHANT ISOLÉMENT (1).

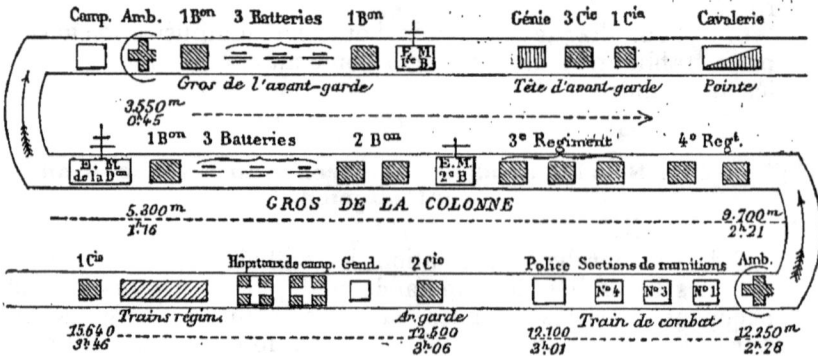

Camp. Amb. 1 B^{on} 3 Batteries 1 Bon Génie 3 Cie 1 Cie Cavalerie

Gros de l'avant-garde   Tête d'avant-garde   Pointe
3.550^m
0^h45

1 B^{on} 3 Batteries 2 B^{on} 3° Régiment 4° Rég^t.

5.300^m
1^h16
GROS DE LA COLONNE
9.700^m
2^h21

1 Cie Hôpitaux de camp. Gend. 2 Cie Police Sections de munitions Amb.

Trains régim.   Ar. garde   Train de combat
15.640   12.590   12.100   12.250^m
3^h46   3^h06   3^h01   2^h28

(1) *En prévision d'un combat des hôpitaux de campagne marchent en tête du train régimentaire.*

Colonne d'une division de cavalerie.

1º Avant-garde.
1re brigade.
Une batterie (s'il y a lieu).
Un détachement d'ambulance.
2º Gros de la colonne.
3º Train de combat de la division.

L'ambulance moins le détachement d'avant-garde.
4º Arrière-garde.
5º Train régimentaire de la division.
6º Convoi administratif.

Colonne d'une division d'infanterie.

1º Service d'exploration et de sûreté.
2º Avant-garde.
Un détachement de cavalerie.
Premier régiment d'infanterie.
Etat-major de la 1re brigade.
La demi-compagnie divisionnaire du génie.
Une ou deux batteries d'artillerie.
Un détachement d'ambulance, etc.

3º Gros de la colonne.
4º Train de combat de la division.
L'ambulance moins le détachement d'avant-garde.
Une section de munitions d'infanterie, etc.
5º Arrière-garde.
6º Train régimentaire de la division.
7º Convoi administratif.

Colonne de corps d'armée.

1º Service d'exploration de sûreté.
2º Avant-garde.
Détachement de cavalerie.
La 1re brigade d'infanterie.
L'état-major de la 1re division.
Deux batteries montées.
La demi-compagnie divisionnaire du génie de la 1re division.
Deux batteries montées.
Un détachement d'ambulance, etc.
3º Gros du corps d'armée.
Etat-major du corps d'armée.
Le bataillon de chasseurs à pied.
Deux batteries montées.
La 2e brigade d'infanterie.
L'ambulance de la 1re division, moins le détachement d'avant-garde.
La compagnie de réserve du génie.

L'artillerie de corps.
L'état-major de la 2e division.
La demi-compagnie divisionnaire du génie de la 2e division.
La 3e brigade d'infanterie.
Quatre batteries montées.
La 4e brigade d'infanterie.
L'ambulance de la 2e division.
4º Train de combat du corps d'armée.
5º Arrière-garde.
6º Train régimentaire du corps d'armée.
Gendarmerie du quartier général et prisonniers.
Ambulance du quartier général.
Train du quartier général, etc., etc.
7º Convoi.

Le détachement d'ambulance qui marche à l'avant-garde est formé d'une section d'ambulance.

ORDRE DE MARCHE DE L'AMBULANCE DU QUARTIER GÉNÉRAL
Longueur 500 mètres. — Durée d'écoulement 0 h. 08' 15''.

1ʳᵉ SECTION.

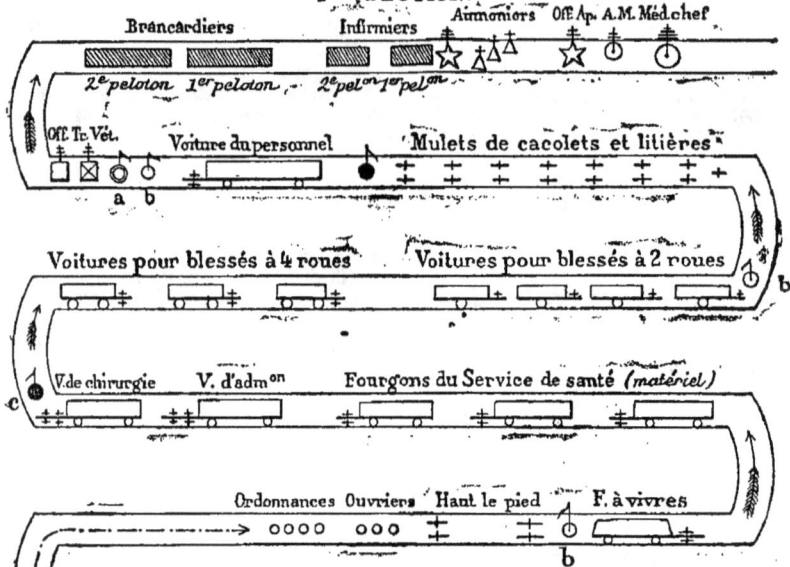

2ᵉ SECTION

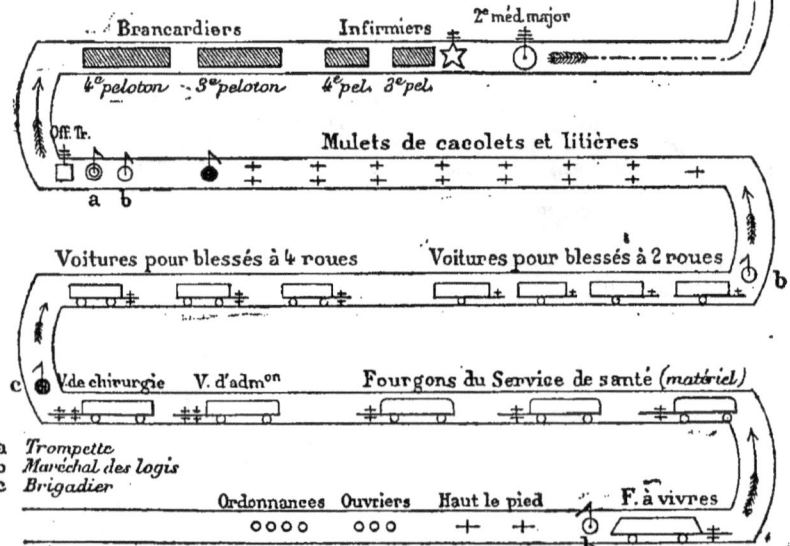

a *Trompette*
b *Maréchal des logis*
c *Brigadier*

Ordonnances Ouvriers Haut le pied F. à vivres

Médecins ☆ Off. d'admᵒⁿ △ Min des cultes Off. du train ⊠ Vétérinaire

672. *Service pendant la marche.* — Les voitures à quatre roues de l'ambulance sont mises tous les jours, par les soins du médecin-chef de la division, à la disposition des régiments d'infanterie de la division.

673. Le général commandant le corps d'armée fixe, sur la proposition du directeur du service de santé, les conditions dans lesquelles les voitures pour le transport des blessés appartenant à l'ambulance du quartier général doivent concourir au service des marches et des évacuations.

674. Les ambulances reçoivent journellement les malades et éclopés des corps de troupe, leur donnent les premiers soins et assurent leur évacuation.

675. Les éclopés sont envoyés dans un petit dépôt d'éclopés.

676. Les malades sont évacués soit sur un hôpital d'évacuation, soit sur une localité où le service est fait par un hôpital de campagne.

677. Lorsque l'ordre de mouvement ne contient aucune indication à ce sujet, les évacuations sont dirigées sur le commandement d'étapes établi à la tète d'étapes de guerre ou de route du corps d'armée.

678. Un hôpital d'évacuation placé à ce commandement d'étapes reçoit les évacués et leur donne, d'après les instructions du médecin chef du service de santé des étapes, la destination que leur état comporte.

679. Les hommes qui n'ont pas été évacués parce que leur état s'est amélioré marchent avec l'ambulance.

680. Les hommes non transportables au moment où se fait l'évacuation journalière sont confiés aux municipalités pour être remis ultérieurement à l'hôpital le plus voisin.

681. *Cantonnement.* — Un médecin de l'ambulance divisionnaire marche tous les jours avec le campement de la division pour la préparation du cantonnement.

682. Il reconnaît les locaux qui peuvent être affectés aux malades, tels que : hôpitaux, couvents, maisons d'école, etc., et recherche, en vue des évacuations du lendemain, les moyens de transport disponibles.

683. A l'arrivée de l'ambulance, le chef du campement fait connaitre au médecin-chef l'emplacement qui a été choisi pour l'ambulance, les logements des officiers, le cantonnement des hommes, des chevaux et des voitures, enfin les ordres généraux relatifs au rassemblement et à l'ordre de mouvement.

684. *Bivouac.* — A défaut de moyens de cantonnement, ou selon les éventualités de la guerre, l'ambulance peut être obligée de bivouaquer.

685. Dans ce cas, elle s'établit à l'endroit qui lui a été indiqué.

686. Le personnel, les chevaux, les voitures, etc., s'installent de front dans l'ordre suivant :

BIVOUAC DE L'AMBULANCE DU QUARTIER GÉNÉRAL

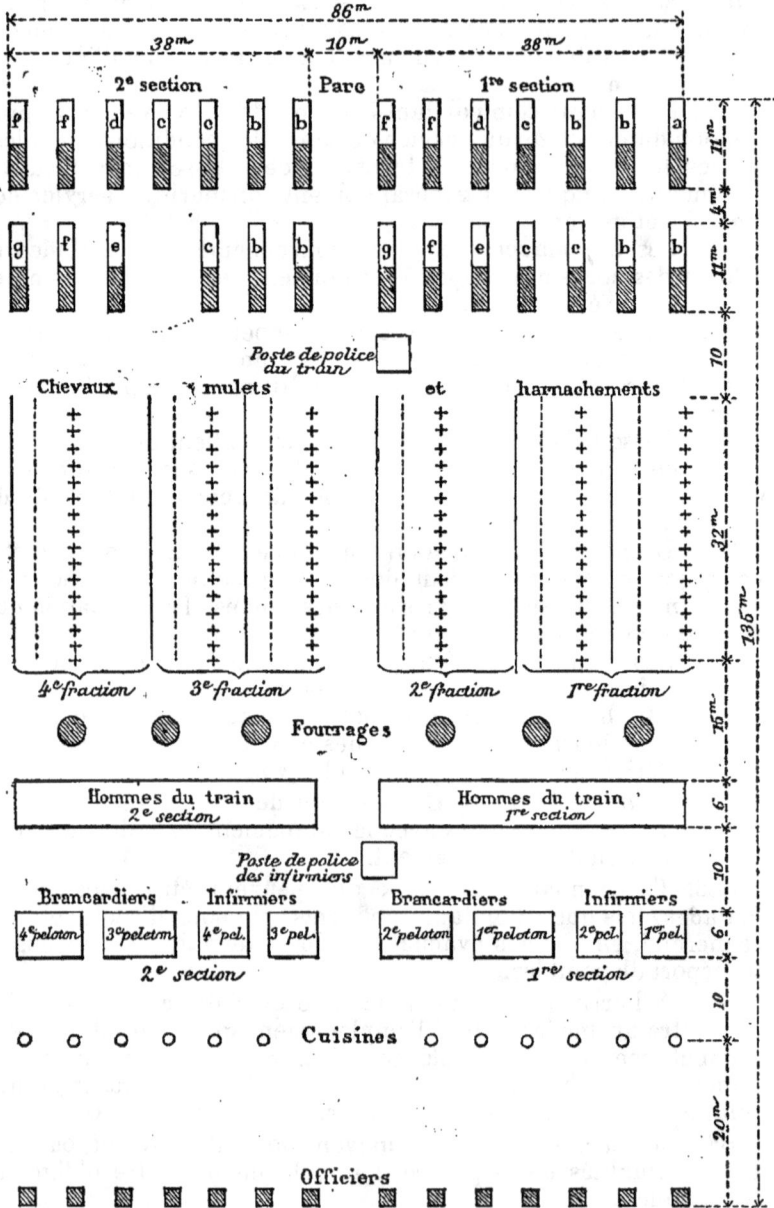

86ᵐ

38ᵐ   10ᵐ   38ᵐ

2ᵉ section   Parc   1ʳᵉ section

f   f   d   c   c   b   b   f   f   d   c   b   b   a

11ᵐ   4ᵐ

g   f   e   c   b   b   g   f   e   c   c   b   b

11ᵐ

10

Poste de police
du train

Chevaux   mulets   et   harnachements

32ᵐ

4ᵉ fraction   3ᵉ fraction   2ᵉ fraction   1ʳᵉ fraction

136ᵐ

Fourrages

15ᵐ

Hommes du train 2ᵉ section	Hommes du train 1ʳᵉ section

6ᵐ

10

Poste de police
des infirmiers

Brancardiers   Infirmiers   Brancardiers   Infirmiers

4ᵉ peloton	3ᵉ peloton	4ᵉ pel.	3ᵉ pel.	2ᵉ peloton	1ᵉʳ peloton	2ᵉ pel.	1ᵉʳ pel.

6ᵐ

2ᵉ section   1ʳᵉ section

10

Cuisines

20ᵐ

Officiers

a	Voiture du personnel.	e	Voiture d'administration.
b	Petite voiture pour blessés.	f	Fourgon du S. de S. (matériel).
c	Grande voiture pour blessés.	g	Fourgon à vivres.
d	Voiture de chirurgie.		

Les autres formations sanitaires s'installent de la même façon.

1° Les voitures sur deux rangées à 4 mètres l'une de l'autre, la 1ʳᵉ section à droite ;

2° Les chevaux, les mulets et, à 5 mètres en arrière, le harnachement ;

3° Les hommes du train ;

4° Les brancardiers et infirmiers ;

5° Les cuisines ;

6° Enfin les officiers.

VIII. Carnet administratif du service en campagne.

687. L'officier d'administration gestionnaire de chaque formation sanitaire tient un carnet administratif comprenant dans des sections distinctes :

Section I. Le contrôle nominatif des officiers attachés à la formation sanitaire, et le contrôle des chevaux de ces officiers.

Section II. L'effectif par grade et par jour du personnel (officiers et troupe) attaché à la formation sanitaire.

(Les dispositions des sections I et II ne s'appliquent pas au train des équipages militaires.)

Section III. Le mouvement journalier des malades et blessés, arrêté en toutes lettres, chaque matin, par l'officier d'administration gestionnaire. Ce mouvement remplace le registre d'effectif et constitue le compte trimestriel en journées.

(Il est fait mention à cette section, pour mémoire, des malades de passage auxquels il a été distribué des aliments.)

Section IV. Les ordres particuliers donnés par les autorités militaires ou médicales, et les mesures d'exécution qui en ont été la conséquence.

(Cette section tient lieu, en outre, de registre des autorisations du médecin-chef. L'officier d'administration gestionnaire y mentionne toutes les circonstances ou les faits utiles à l'appréciation de sa gestion.)

Section V. La mention successive des pertes et avaries survenues par cas de force majeure ou événements de guerre.

(Les sorties de matériel résultant de ces pertes ou avaries sont passées en écriture au moment même de la constatation des faits. Il est statué mensuellement sur les responsabilités encourues à l'aide d'un procès-verbal collectif. mentionnant les déclarations du carnet administratif et soumis au directeur du service de santé du corps d'armée ou des chefs du service de santé des étapes, qui y inscrit des décisions.)

Section VI. Le mémorial destiné à l'enregistrement sommaire des testaments et des actes publics dressés au nom des malades ou blessés en traitement.

FORMATION DE RASSEMBLEMENT DE L'AMBULANCE
DE QUARTIER GÉNÉRAL POUR LES MARCHES, REVUES ET DÉFILÉS

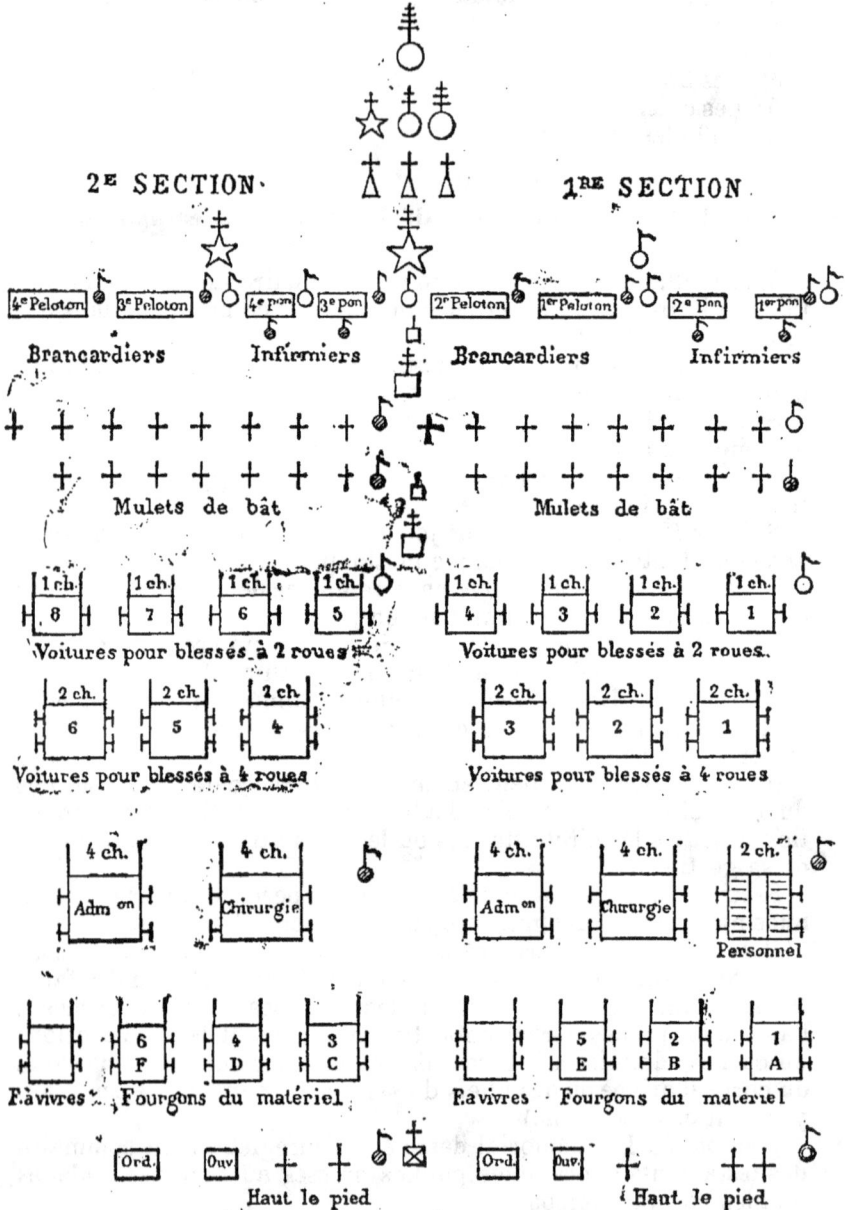

2E SECTION

1RE SECTION

4e Peloton	3e Peloton	4e pon	3e pon	2e Peloton	1er Peloton	2e pon	1er pon

Brancardiers   Infirmiers   Brancardiers   Infirmiers

\+ + + + + + + +   + + + + + + + +
\+ + + + + + +   + + + + + + +

Mulets de bât   Mulets de bât

1 ch. 8	1 ch. 7	1 ch. 6	1 ch. 5	1 ch. 4	1 ch. 3	1 ch. 2	1 ch. 1

Voitures pour blessés à 2 roues   Voitures pour blessés à 2 roues

2 ch. 6	2 ch. 5	2 ch. 4	2 ch. 3	2 ch. 2	2 ch. 1

Voitures pour blessés à 4 roues   Voitures pour blessés à 4 roues

4 ch. Admon	4 ch. Chirurgie	4 ch. Admon	4 ch. Chirurgie	2 ch. Personnel

6 F	4 D	3 C	5 E	2 B	1 A

F. à vivres   Fourgons du matériel   F. à vivres   Fourgons du matériel

Ord.	Ouv	+	+	Ord.	Ouv	+	+ +

Haut le pied   Haut le pied

Nota.— Quand l'ambulance défile par section, le 2e médecin-major marche en tête de la 2e section. Les médecins du cadre auxiliaire sont dans la voiture du personnel.

○ Médecins   ☆ Off. d'admon   △ Min. des cultes   ▢ Off. du train   ⊠ Vétérinaires

CHAPITRE VII

HOPITAUX DE CAMPAGNE

I. Installation. — II. Fonctionnement pendant l'action. — III. Relèvement par un autre hôpital. — IV. Transport du matériel sur les fourgons.

688. Les hôpitaux de campagne forment le troisième échelon du service de l'avant ; ils sont destinés :

1° A relever les ambulances dans la soirée ou, au plus tard, dès le lendemain du combat ;

2° A continuer les évacuations ;

3° A traiter sur place, et jusqu'à leur relèvement, les malades et les blessés non évacués ;

4° A renforcer éventuellement l'action des ambulances sur le champ de bataille.

689. Ils font partie intégrante du corps d'armée. Leur nombre est fixé par le Ministre de la guerre ; on en compte généralement huit par corps d'armée.

690. Ils portent une série distincte de numéros pour chaque corps d'armée. (Hôpital n° 1, n° 2, n° 3, etc.)

691. Dans l'ordre normal de marche, les hôpitaux de campagne forment un convoi spécial en queue des convois administratifs des subsistances.

692. Dans certaines circonstances, les hôpitaux de campagne, en totalité ou en partie, peuvent, sur la proposition du directeur du service de santé, être rapprochés des éléments de combat et placés, soit à la suite d'une des sections du convoi des subsistances, soit en tête de ce convoi, soit dans le train régimentaire du corps d'armée. Dans ce dernier cas, ils marchent immédiatement après l'ambulance du quartier général.

693. Lorsque les hôpitaux de campagne sont répartis entre les divisions, ils marchent en tête du train régimentaire derrière la gendarmerie.

694. *Personnel.* — Le personnel affecté à chaque hôpital de campagne comprend :

Des médecins, des pharmaciens, des officiers d'administration de l'armée active, de réserve et de l'armée territoriale ;

Des infirmiers militaires ;

Enfin des troupes du train des équipages.

695. Les attributions du médecin-chef et de l'officier d'administration gestionnaire sont les mêmes que dans les ambulances.

696. *Matériel.* — Les approvisionnements d'un hôpital de campagne comprennent des médicaments, denrées, matériel et objets
de consommation permettant de traiter cent malades pendant trois
mois. (Chap. V.)

697. Ils sont transportés par des fourgons du service de santé,
par la voiture du personnel (hôpital numéro impair) ou par un
fourgon à vivres (hôpital numéro pair).

I. Installation.

698. Les médecins-chefs des hôpitaux de campagne reçoivent,
du médecin directeur du service de santé du corps d'armée, l'indication du lieu où ils doivent installer l'hôpital.

699. En principe, les hôpitaux de campagne doivent être assez
éloignés du théâtre du combat pour être à l'abri des projectiles et
assez rapprochés pour permettre aux voitures des ambulances de
faire plusieurs voyages dans la journée.

700. On les établit de préférence dans les localités, bourgs,
villages, fermes importantes bien situés au point de vue hygié-
nique, placés à des nœuds de routes ou de chemins et, si c'est
possible, à proximité d'une voie ferrée ou navigable. On tient
compte des ressources locales en bâtiments, en moyens de couchage, en moyens de transport et en vivres. La nature du sol et
les qualités de l'eau sont l'objet d'un examen attentif.

701. On évite, dans les localités importantes, les rues popu-
leuses. Des constructions neuves et très aérées, telles que châ-
teaux, villas, fermes, granges, etc., sont préférables aux bâtiments qui servent habituellement à des agglomérations humaines
(lycées, couvents, casernes, etc.).

702. On réserve, à proximité de l'hôpital, des terrains d'accès
facile, permettant de dresser des tentes ou des baraques en cas de
besoin, et de former avec ordre les convois.

703. L'emplacement de l'hôpital de campagne est marqué
comme celui des ambulances: pendant le jour, par le fanion de la
convention de Genève placé à côté d'un fanion aux couleurs
nationales; pendant la nuit, par deux lanternes, l'une à verre
rouge, l'autre à verre blanc.

704. La répartition des locaux est fixée par le médecin-chef.

705. Les services généraux (pharmacie, bureaux, magasins, etc.)
sont réunis dans un bâtiment situé, autant que possible, au centre du groupe de constructions occupé par l'hôpital.

706. Sur chaque bâtiment on inscrit à la craie un numéro
d'ordre, l'affectation du local et, s'il y a lieu, la contenance en lits.

707. L'officier d'administration gestionnaire procède, comme

délégué du médecin-chef, aux réquisitions nécessaires; les réquisitions comprennent avant tout des effets de couchage.

708. Lorsque ces effets font défaut dans la localité, ou s'y trouvent en quantité insuffisante, on emploie de la paille, en attendant que des lits, des sacs à paille, etc., aient pu être établis sur place.

709. Les réquisitions du matériel de cuisine, de vivres et de denrées sont faites en même temps que celles des effets à l'usage des malades.

710. On complète, s'il y a lieu, l'installation de l'hôpital avec des tentes ou des baraques expédiées par le service de l'arrière.

711. Des médecins de la localité ou des corvées d'habitants peuvent être requis pour concourir au service de l'hôpital.

712. Enfin, dans le but d'accélérer l'évacuation des blessés de l'ambulance, le médecin-chef fait rassembler, s'il y a lieu, et garnir de paille les moyens de transport existants et les met à la disposition du premier convoi du train qui amène des blessés à l'hôpital.

II. Fonctionnement pendant l'action.

713. Lorsque le commandement du corps d'armée prévoit un engagement à bref délai, il fait avancer le nombre d'hôpitaux de campagne présumé nécessaire.

714. Suivant le cas, ces hôpitaux restent groupés à la suite du corps d'armée ou sont répartis entre les divisions.

715. Le combat étant engagé, le directeur du service de santé du corps d'armée (ou le médecin-chef de la division, en cas de répartition des hôpitaux entre les divisions), après s'être renseigné sur l'état des pertes éprouvées, désigne les hôpitaux qui doivent successivement entrer en action et leur assigne leur rôle.

716. Habituellement, ces hôpitaux s'établissent à proximité des ambulances qu'ils relèvent.

717. En cas d'engagement meurtrier, ou lorsque le front de bataille est très étendu, des hôpitaux de campagne peuvent être pla és de façon à recevoir des blessés apportés directement des posces de secours sans passer par l'ambulance.

7t18. Le personnel des hôpitaux de campagne maintenu en réserve reçoit, s'il y a lieu, du directeur du service de santé du corps d'armée, l'ordre de se rapprocher du champ de bataille pour concourir au service des ambulances et hôpitaux établis.

719. Dès que les hôpitaux de campagne sont installés, les médecins-chefs en informent le directeur du service de santé; les ambulances procèdent alors à l'évacuation de leurs blessés. Le service est organisé de façon à se rapprocher autant que possible des hôpitaux à l'intérieur. En cas de stationnement prolongé, un ou plusieurs hôpitaux de campagne sont installés à proximité

des cantonnements et y reçoivent les malades susceptibles de se rétablir après traitement. Ils sont placés sous l'autorité du médecin le plus élevé en grade.

720. *Mouvement en avant.* — Lorsque les postes de secours de la division se portent en avant, le directeur du service de santé du corps d'armée peut faire relever, par un hôpital de campagne, la section d'ambulance laissée en arrière.

721. S'il n'y a pas d'hôpitaux permanents dans la contrée traversée, le commandement prescrit l'installation d'un ou de plusieurs hôpitaux de campagne pour assurer le traitement des malades.

722. Lorsque la présence de la totalité des hôpitaux de campagne n'est pas nécessaire, le général commandant le corps d'armée fixe le nombre de ceux qui doivent rester en seconde ligne.

723. *Mouvement rétrograde.* — En cas de mouvement rétrograde de l'armée, les hôpitaux de campagne établis restent, avec leurs blessés, sous la protection de la convention de Genève.

724. Le personnel maintenu sur place y reste jusqu'à ce que le traitement des blessés soit parfaitement assuré.

725. *Formalités administratives.* — Lorsque les hôpitaux de campagne fonctionnent comme les ambulances, les formalités administratives sont les mêmes que dans ces formations. Les blessés arrivent des postes de secours, porteurs de leur livret individuel, auquel est annexé un billet d'hôpital préparé dès le temps de paix. L'officier d'administration les inscrit sur le registre des entrées et leur donne récépissé du dépôt des objets et valeurs leur appartenant; leurs armes et effets sont mis en magasin; une fiche de diagnostic est établie pour ceux qui n'en auraient pas; enfin l'alimentation qui leur est distribuée est justifiée par un certificat administratif journalier.

726. Lorsqu'ils fonctionnent normalement, on se conforme, autant que possible, aux dispositions applicables à l'intérieur.

727. Les malades et blessés évacués sont accompagnés d'un officier d'administration ou d'un sous-officier qui remet à l'officier d'administration gestionnaire de l'hôpital destinataire les feuilles d'évacuation, les livrets individuels et les billets d'hôpital des malades; il lui remet aussi les valeurs, bijoux et objets déposés.

728. L'alimentation donne lieu à la tenue des cahiers de visite, à l'établissement des relevés particuliers et des relevés généraux quotidiens d'aliments, des bons d'aliments pour les entrants ou les militaires de passage, et enfin du livret mensuel des entrées et sorties d'objets de consommation.

729. *Hôpitaux de campagne temporairement immobilisés.* — Lorsque l'armée marche en avant, il peut se faire qu'un ou plusieurs hôpitaux de campagne restent provisoirement immobilisés; dans ce cas, ils entrent dans la zone de l'arrière; de même, lorsque des commandements territoriaux particuliers sont créés en pays occupés les hôpitaux de campagne qui se trouvent établis dans

la zone d'un de ces commandements relèvent du commandement territorial. Dans l'un et l'autre cas, le personnel affecté à chaque hôpital de campagne doit rester groupé. Il n'est fait de prélèvement sur ce personnel qu'en cas d'urgence et sur l'ordre du directeur des étapes ou du commandement territorial.

730. Les hôpitaux de campagne fonctionnent sur place, soit jusqu'à leur relèvement par un autre hôpital, soit jusqu'au moment où les malades qui y sont traités sont guéris ou évacués sur d'autres établissements.

III. Relèvement par un autre hôpital.

731. Les hôpitaux de campagne sont relevés, soit par des hôpitaux improvisés sur les lignes d'étapes au moyen des ressources locales soit par les hôpitaux auxiliaires des sociétés d'assistance.

733. Chaque médecin traitant remet lui-même ses malades à son successeur ; il lui transmet également les observations et tous les documents qui peuvent l'éclairer. Au moment du relèvement, lorsque l'état des malades l'exige, les effets à leur usage et les effets de couchage sont laissés à l'établissement arrivant, qui en donne décharge.

733. Quand il est possible, il est procédé à un échange de matériel.

734. Le médecin-chef de l'hôpital de campagne relevé adresse au médecin-chef du service de santé des étapes, un rapport sommaire sur l'état des malades et fait établir les demandes nécessaires pour le recomplètement de son matériel.

735. *Etablissements permanents des pays occupés.* — Les hôpitaux et les hospices du territoire occupé sont utilisés par l'armée dans la mesure du possible. Le service y est fait par le personnel d'un hôpital de campagne ou par un personnel prélevé sur la réserve du service de santé des étapes, ou encore par un personnel désigné à cet effet. Les travaux nécessaires à l'installation sont effectués par le service du génie. Le matériel est fourni par les ressources locales ou par les stations-magasins.

736. *Hôpitaux auxiliaires des sociétés d'assistance.* — Les hôpitaux militaires qui relèvent des hôpitaux de campagne temporairement immobilisés fonctionnent comme ces derniers. Pour l'administration, ils dépendent du délégué de la région qui les a mobilisés.

737. Le but, le fonctionnement général des sociétés et le recrutement du personnel sont déterminés par un décret du 19 octobre 1892. Leur rôle est limité au service de santé de l'arrière et du territoire national.

738. Généralement, les hôpitaux auxiliaires sont installés dans les villes ouvertes ou dans les places fortes. Quand ils sont appelés dans la zone de l'arrière, ils sont établis sur les lignes de

communication dans les localités les plus importantes, d'après les indications du chef du service de santé des étapes. Ils sont placés sous l'autorité du commandant d'étapes.

IV. Transport du matériel sur les fourgons.

739. L'approvisionnement d'hôpital de campagne est transporté par quatre fourgons du service de santé (A, B, C, D).

L'approvisionnement de vivres et les bagages des officiers sont transportés sur une voiture pour le transport du personnel (hôpital numéro impair) ou sur un fourgon ordinaire pour vivres hôpital numéro pair).

Les fourgons transportent le matériel suivant :

FOURGON A.

Panier	nº 1. Pansements simples complets	7
—	nº 4. Objets de propreté, sarraux, tabliers, etc., complet	1
—	nº 5. Coton en nappes et en bande, complet	3
—	nº 7. Linge préparé, complet	1
—	nº 8. Bandes et compresses, complet	1
—	nº 9. Opérations et immobilisations complet	2
Paquet de gouttières en fil de fer, complet		1
— de toile métallique, complet		1
Caisse	nº 1. Médicaments	1
—	nº 2. Médicaments	1
—	nº 3. Médicaments	1

FOURGON B.

Panier	nº 0. Appareils de lavage, complet	1
—	nº 1. Pansements simples, complet	3
—	nº 6. Coussins à fractures, complet	1
Caisse d'appareils à fractures, complète		1
—	nº 3. Médicaments	1
—	nº 4. Matériel de pharmacie	1
—	nº 7. Matériel d'administration	1
Bâches pour couvertures nº 1		1
—	— nº 3	1
—	— nº 4	1

FOURGON C.

Caisse	nº 9. Matériel d'administration	1
—	nº 10. Matériel d'administration	1
Bâche pour couverture nº 5		1
Ballot	nº 1. Draps de lit	1
—	nº 2. Draps de lit	1
—	nº 3. Draps de lit	1
—	nº 4. Draps de lit	1
—	nº 11. Effets divers	1
—	nº 12. Brancards et hampes	1
Caisse	d'approvisionnement	1

FOURGON D.

Panier	nº 5. Coton en nappes et en bande, complet...... .	1
Caisse	nº 5. Matériel de pharmacie.......................	1
—	nº 8. Matériel d'administration....................	1
—	nº 11. Matériel d'administration...................	1
—	nº 12. Matériel d'administration...................	1
Ballot	nº 5. Draps de lit.................................	1
—	nº 6. Enveloppes pour paillasse...................	1
—	nº 7. Enveloppes pour paillasse...................	1
—	nº 8. Enveloppes pour paillasse...................	1
—	nº 9. Effets divers	1
—	nº 10. Effets divers..............................	1

740. Les vivres et le matériel transportés en vrac sur la voiture pour le transport du personnel ou sur le fourgon ordinaire pour vivres se composent d'un petit outillage à distribution, de biscuit, riz, haricots, sel, sucre, café torréfié, conserves de viande, saucisses Boissonnet, avoine, de cantines à vivres, d'une collection d'attaches et de neuf caisses à bagages pour officiers.

CHAPITRE VIII

HOPITAUX D'ÉVACUATION ET ÉVACUATIONS

I. Hôpitaux d'évacuation.

Les hôpitaux d'évacuation reçoivent les malades et blessés transportables provenant des ambulances et des hôpitaux de campagne, leur donnent les soins nécessaires et les dirigent soit sur les hôpitaux de l'intérieur, soit sur un hôpital auxiliaire de la région, soit sur un dépôt d'éclopés ou de convalescents. Ils remplissent, en outre, l'office de magasin d'approvisionnement pour toutes les formations sanitaires du corps d'armée.

742. L'hôpital d'évacuation est établi à la station tête d'étapes de guerre ou à la tête de chaque ligne d'évacuation (voies de terre, voies d'eau), qui prend le nom de tête d'étapes de route. Il relève du commandant d'étapes.

743. Il est fractionnable en deux sections.

744. Lorsque, par suite des nécessités de la guerre, des blessés sont dirigés sur des points plus en avant ou en arrière, le médecin-chef y transporte immédiatement une section de son hôpital. Il rend compte au médecin-chef du service de santé des étapes.

745. *Personnel*. — Le personnel attaché à chaque hôpital se compose de :

Un médecin-major de 1ʳᵉ classe, médecin-chef; un médecin-major (cadre actif), quatre médecins de réserve, deux pharmaciens, deux officiers d'administration (le gestionnaire du cadre actif) et quarante-six infirmiers.

746. Si ce personnel est insuffisant, il est renforcé par le personnel de réserve du service des étapes.

747. A chaque hôpital d'évacuation est rattaché le personnel nécessaire pour le service des trains sanitaires improvisés.

748. *Matériel*. — L'approvisionnement d'hôpital d'évacuation comprend :

1° Deux approvisionnements d'hôpital de campagne;

2° Trois approvisionnements de trains sanitaires improvisés;

3° Deux approvisionnements de réserve de médicaments ;

4° Quatre approvisionnements de réserve de pansement ;

5° Un approvisionnement de réserve pour corps de troupes ;

6° Une étuve locomobile à désinfection par la vapeur sous pression, système Geneste et Herscher, destinée aux hôpitaux de contagieux.

Le matériel nécessaire pour tenir au complet les approvisionnements est acheté sur place ou expédié par une station-magasin. Les mesures sont prises par les soins du médecin-chef du service de santé des étapes.

II. Aménagement.

749. Les hôpitaux d'évacuation sont établis dans le voisinage immédiat de la gare.

750. Le service des étapes détermine, de concert avec le service des chemins de fer, son emplacement ainsi que celui de l'annexe en cas de fractionnement.

751. Son installation peut être complétée au moyen de tentes et de baraques expédiées de l'intérieur ou de la station-magasin.

752. Les locaux doivent être spacieux et leur répartition faite de la manière suivante :

1° Salle d'attente où sont réunis les malades et blessés pendant la formation des trains d'évacuation ;

2° Salles pour les malades ou blessés qui ont besoin d'un traitement hospitalier ;

3° Local d'isolement pour les hommes atteints de maladies contagieuses.

III. Evacuations.

1° Evacuations par les voies ferrées.

753. Les lignes d'évacuation sur les voies ferrées partent des stations têtes d'étape de guerre et aboutissent, à l'intérieur, à des gares dites « Points de répartition ». Là, les malades sont répartis, par les soins du service de santé de l'intérieur, dans les différents établissements sanitaires de la région.

754. Les malades et blessés destinés à être évacués par les voies ferrées sont classés dans l'une des trois catégories suivantes :

1° Malades et blessés ne pouvant être transportés que dans les trains sanitaires permanents ;

2° Malades et blessés pouvant être transportés dans les trains improvisés ;

3º Malades et blessés pouvant être transportés dans les trains ordinaires.

755. Les deux premières catégories comprennent des hommes qui sont ordinairement dirigés sur les hôpitaux du territoire.

756. Les hommes atteints de maladies contagieuses et dirigés sur les hôpitaux spéciaux sont l'objet de mesures spéciales ordonnées par le médecin-chef de l'hôpital d'évacuation.

757. Les aliénés sont accompagnés d'un nombre suffisant d'infirmiers.

758. Les hommes soupçonnés de simulation sont toujours envoyés dans des établissements militaires dirigés par un médecin militaire.

TRAINS SANITAIRES PERMANENTS

759. Les trains sanitaires permanents sont composés de voitures spécialement construites et aménagées pour le transport des malades et blessés le plus grièvement atteints, qui ne pourraient supporter le transport par les voitures ordinaires.

760. Ils sont organisés dès le temps de paix ou pendant la période de préparation à la guerre.

761. Le personnel qui y est attaché se compose de: un médecin-major, un médecin aide-major, un pharmacien, un officier d'administration et vingt-huit infirmiers.

762. Il existe deux types de trains sanitaires permanents :

763. Celui des compagnies de l'Ouest et d'Orléans, et celui de la compagnie Paris-Lyon-Méditerranée qui ne diffère du premier que par les dimensions doubles de la longueur des wagons.

764. Les compagnies de chemins de fer sont chargées de la fourniture, de la garde et de l'entretien des aménagements spéciaux au service de santé que doivent recevoir les voitures au moment de la mobilisation.

765. De son côté le service de santé a constitué des approvisionnements pour l'aménagement complet des trains sanitaires permanents.

766. Les approvisionnements forment des unités collectives du service en campagne ; leur composition est donnée par les tableaux indicatifs spéciaux placés dans ces unités.

767. Les compagnies sont tenues de fournir les trains sanitaires permanents, complètement aménagés, quinze jours après la date de la réquisition, le service de santé devant remettre le matériel fourni par lui cinq jours après cette même date.

768. Le matériel du service de santé doit être mis en place par les soins des compagnies, sous la surveillance d'un officier d'administration qui est, autant que possible, celui affecté au train en qualité de gestionnaire.

769. *Composition d'un train permanent.* — Chaque train sanitaire permanent comprend vingt-trois wagons, savoir :

TRAIN SANITAIRE PERMANENT. — TYPE OUEST.

VUE INTÉRIEURE DES WAGONS POUR 8 BLESSÉS

Nota. — Dans le type Paris-Lyon-Méditerranée, les wagons, ayant une longueur double, contiennent 16 lits.

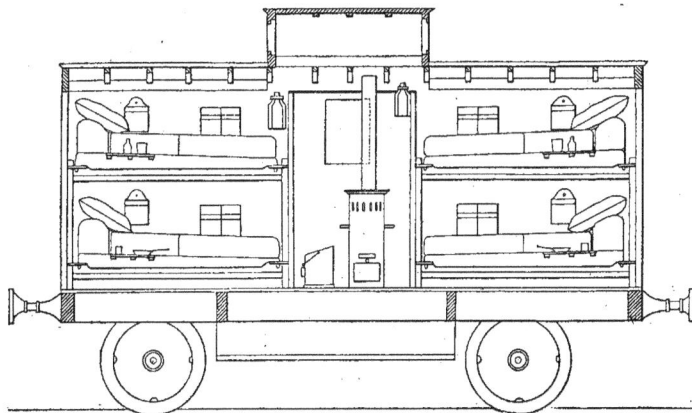

Seize pour les malades ou blessés ;
Un pour le personnel des officiers ;
Un pour les infirmiers :
Un pour la cuisine ;
Un pour l'allège de la cuisine (dépense);
Un pour la chirurgie, la pharmacie et la lingerie ;
Un pour les provisions ;
Un pour le linge et le combustible.

770. Chaque voiture porte l'insigne de la convention de Genève et la désignation de « Train sanitaire permanent n°   ».

771. *Administration*. — Les trains permanents sont de véritables hôpitaux roulants administrés comme tels. Le service médical s'y fait sans interruption et l'alimentation est préparée dans le train même. Les officiers et les infirmiers sont nourris à la dépense sans remboursement, mais ils ne touchent aucune des prestations en nature auxquelles ils ont droit.

TRAINS SANITAIRES IMPROVISÉS

772. Les trains sanitaires improvisés se composent de voitures couvertes à marchandises des compagnies de chemins de fer qui reçoivent, au moment du besoin, par les soins des hôpitaux d'évacuation, un aménagement temporaire facile à placer et à enlever. Ils sont destinés aux malades et blessés couchés.

773. Chaque voiture reçoit les ustensiles suivants :
1º Un seau d'aisances inodore, avec désinfectant ;
2º Un bassin de lit ;
3º Un urinoir ;
4º Un crachoir ;
5º Un seau contenant de l'eau pure ;
6º Un seau contenant de la tisane ;
7º Un pliant de campement ;
8º Par malade, un gobelet et un pot à tisane.

774. *Personnel*. — Le personnel nécessaire à la conduite d'un train sanitaire improvisé varie avec l'état des hommes évacués et la nature des maladies ou des blessures. Les fixations suivantes répondent à la moyenne des besoins : un médecin aide-major, un pharmacien aide-major, un officier d'administration, quarante-cinq infirmiers.

775. Le médecin-chef de l'hôpital d'évacuation décide, au départ du train, si ce personnel doit être renforcé ou diminué et donne les ordres nécessaires.

776. Chaque train est accompagné d'un serrurier.

777. *Aération des wagons*. — Pour assurer l'aération des wagons de malades et blessés dans des conditions aussi satisfaisantes que possible, les volets, quand ils existent, sont ouverts d'un côté. On cloue sur les couvertures un morceau de gaze à pan-

sement plié en double et rendu incombustible. Cette disposition évite l'introduction dans les wagons de la poussière et de la fumée souvent mêlées d'étincelles.

778. Pendant les arrêts de quelque durée, on ouvre les deux portes des wagons, si l'état de la température extérieure le permet.

779. *Chauffage des trains.* — Le chauffage des trains improvisés peut être assuré au moyen de bouillottes en usage sur les réseaux de chemin de fer.

780. Si le froid est rigoureux et si les approvisionnements disponibles sont suffisants, on place une bouillotte sous chaque brancard. Habituellement, quatre bouillottes, installées aux quatre coins de chaque wagon, suffisent. En cas de nécessité, les hommes les plus gravement atteints reçoivent des bouteilles ordinaires dont on renouvelle l'eau chaude.

781. Toutes les fissures des wagons sont bouchées avec soin au moyen de papier de paille, de linge, etc. Une couverture est clouée sur l'une des deux baies latérales.

782. *Embarquement des blessés.* — Le médecin qui commande l'évacuation se concerte, au point de départ, avec le commandant ou commissaire de gare, afin que l'embarquement des malades et blessés soit effectué autant que possible sur un quai abrité, en utilisant, au besoin, les salles d'attente de voyageurs comme dépôt provisoire.

783. Les malades qui peuvent marcher sont conduits par les infirmiers, qui les aident à monter en wagon et les font coucher immédiatement aux places assignées.

784. Quant aux malades et blessés couchés, chacun d'eux est embarqué sur un brancard qu'il conserve pendant tout le trajet.

785. Les médecins ont soin de faire placer dans les wagons du milieu du train les hommes dont l'état exige l'assistance médicale pendant la route.

786. *Avis de l'évacuation à donner à l'autorité militaire des gares d'arrivée.* — L'arrivée des malades doit être annoncée de telle façon que l'autorité militaire locale puisse faire réunir à la gare d'arrivée les moyens de transport en quantité suffisante et transporter immédiatement les malades et blessés à l'hôpital.

787. Dès que le départ d'un transport d'évacuation est arrêté, le commandant ou le commissaire de gare du point de départ fait connaître, par voie télégraphique ou par tout autre moyen, aux commandants ou commissaires de gare de stationnement ou d'arrivée, l'effectif de l'évacuation, l'heure d'arrivée aux gares et le nombre de rations à faire préparer.

788. Il prévient notamment le commandant de la gare d'arrivée du nombre de malades ou blessés gravement atteints qui doivent être transportés couchés à l'hôpital.

789. *Insignes de neutralité.* — Le fanion de la convention de Genève, accompagné du fanion national, est arboré sur la pre-

PETITE VOITURE POUR BLESSÉS
Vue extérieure de la voiture.

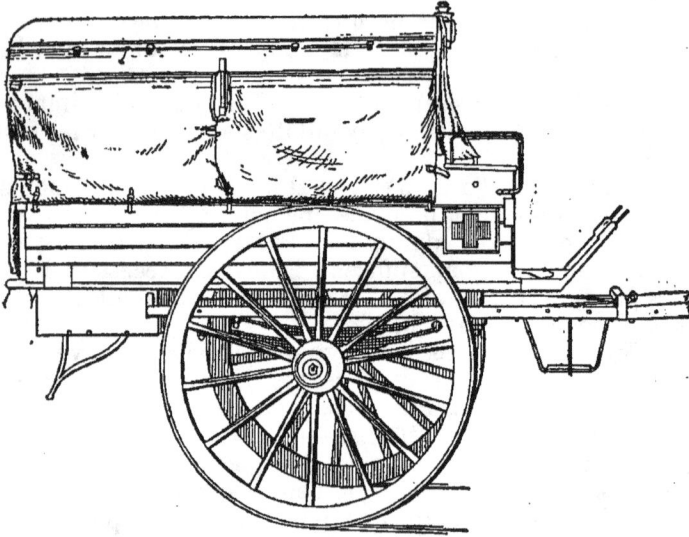

Vue intérieure de la voiture avec 2 blessés couchés.

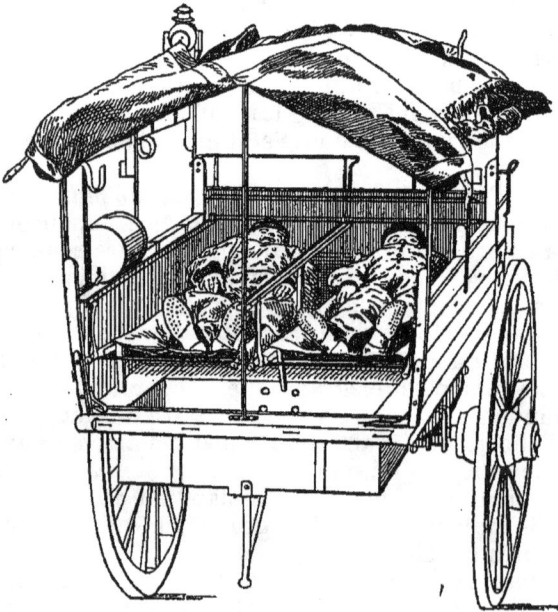

mière voiture. En outre, sur chaque wagon on inscrit un numéro
d'ordre et l'on place alternativement, sur l'une ou l'autre des
faces latérales, l'insigne de la convention de Genève.

790. Lorsque le train, après avoir débarqué les hommes évacués est employé à d'autres transports, ces insignes sont enlevés
et ne demeurent que sur les voitures qui rapportent à l'hôpital
d'évacuation les objets d'aménagement.

791. *Transport des malades et blessés assis.* — Les malades et
blessés en état de voyager assis peuvent être transportés par les
trains ordinaires, dans les voitures de 1re, 2e et 3e classe.

792. Les voitures de 1re et de 2e classe sont affectées aux officiers ainsi qu'aux malades qui ont le plus besoin de ménage-
ments; celles de 2e classe servent pour les moins souffrants.

793. Le transport par les trains ordinaires est surtout employé
pour évacuer les malades et blessés légèrement atteints sur les
hôpitaux et dépôts de convalescents établis le long des voies ferrées dans la zone des armées. Des places sont réservées à quelques
infirmiers de l'hôpital d'évacuation; l'un d'eux est chef de détachement.

794. Ces trains ne voyageant généralement que le jour, une
infirmerie de gare désignée à cet effet assure l'alimentation et le
logement pendant la route.

2º Evacuation sur les routes ordinaires.

795. Les évacuations par route se font au moyen :
1º Des voitures d'ambulance ;
2º Des voitures auxiliaires ;
3º Des cacolets et litières à dos de mulet ;
4º Des brancards roulants.

796. On ne doit employer le transport à dos de mulet que dans
les pays inaccessibles aux voitures.

797. Le médecin-chef de l'hôpital d'évacuation se concerte avec
le service de l'intendance pour l'utilisation, quand elle est possible,
des voitures régulières ou autres employées au service des subsistances et voyageant à vide dans la direction des convois d'évacuation.

798. Le service médical est confié à un personnel désigné par le
médecin-chef du service de santé des étapes. L'alimentation et le
logement sont assurés, en cas de besoin, par le service des étapes.
Une escorte peut être mise à la disposition du médecin ou de l'officier d'administration qui dirige l'évacuation.

GRANDE VOITURE POUR BLESSÉS
Vue extérieure de la voiture.

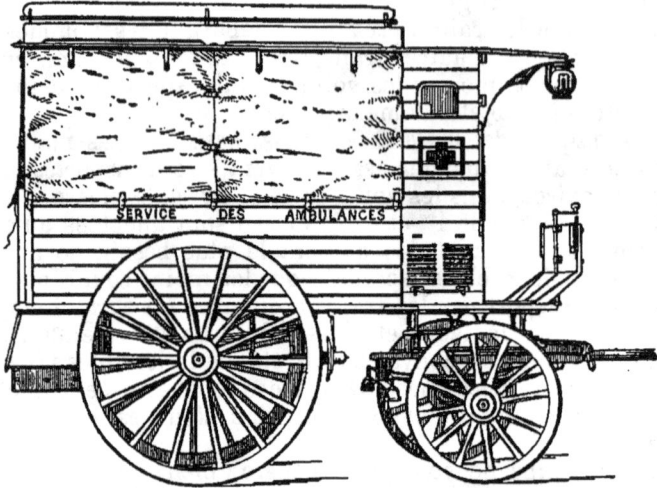

Vue intérieure de la voiture
avec 2 blessés couchés et 5 assis.

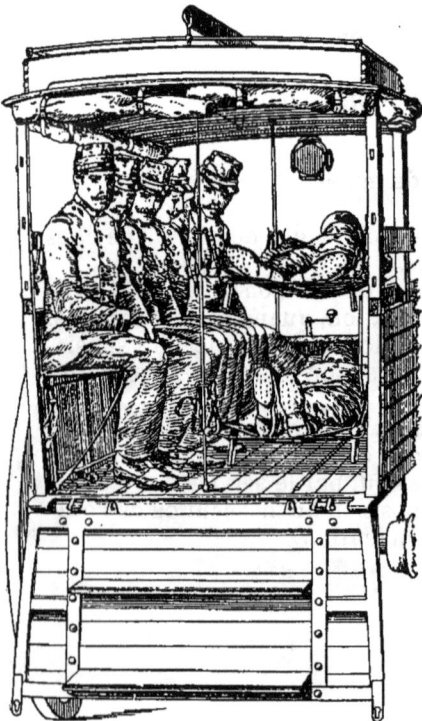

Vue intérieure de la voiture
avec 4 blessés couchés.

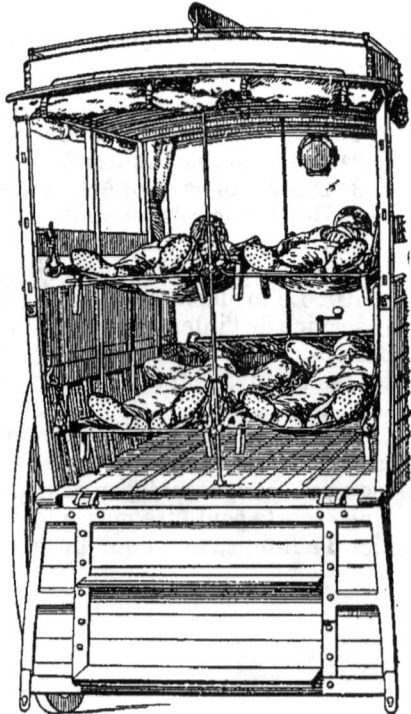

3° Evacuation par les voies fluviales et par mer.

799. Toutes les fois que le transport des malades et blessés grièvement atteints peut être opéré par eau, la direction des étapes organise de préférence des convois d'évacuation par eau.

800. Suivant les circonstances et suivant l'importance de la navigation, on emploie :

1° Les transports-hôpitaux de la marine et de l'Etat ;

2° Les navires du commerce ;

3° Les bateaux à vapeur ou les remorqueurs à touage pour la navigation fluviale ;

4° Les bateaux plats à halage pour les canaux et rivières canalisées.

801. Ces bateaux, aménagés, constituent de véritables hôpitaux flottants. Le service y est exécuté comme dans un hôpital de campagne.

802. On distingue les évacuations par eau en :

1° Evacuation par mer,

2° Evacuation par fleuves et canaux.

803. *Evacuations par mer.* — Les évacuations par mer présentent quelques inconvénients en raison de la difficulté de l'embarquement, de l'impossibilité d'aérer le faux-pont, du mal de mer et des secousses que les gros temps font éprouver aux blessés.

804. Ce mode de transport n'est employé que pour suppléer à l'insuffisance des moyens de transport entre les hôpitaux de campagne et les chemins de fer.

805. L'embarquement et le débarquement des malades et blessés sont assurés par le service de santé.

806. *Evacuations par fleuves et canaux.* — Sur les fleuves et canaux, les bateaux sont aménagés en salles de malades.

807. Les convois d'évacuation comprennent un certain nombre de bateaux plats (quatre ou six au plus) remorqués au moyen de bateaux à vapeur ou halés par des chevaux.

808. On dispose rarement de bateaux à vapeur transportant, comme en mer, un grand nombre de blessés.

809. Les bateaux plats reçoivent, par les soins de l'administration centrale, en territoire national, ou par les soins des commandants d'étapes dans la zone de l'arrière, des appareils de suspension de brancards à trois étages modèle Bréchot-Desprez-Ameline, avec leurs brancards.

810. Le fonctionnement des évacuations par les voies fluviales est énoncé dans la notice n° 11 annexée au règlement sur le service de santé en campagne.

811. Chaque convoi est placé sous le commandement d'un médecin assisté du personnel suivant :

1° Un officier ou adjudant élève d'administration ;

TRANSPORT DE BLESSÉS A DOS DE MULET
Mulet portant 2 blessés assis sur des cacolets.

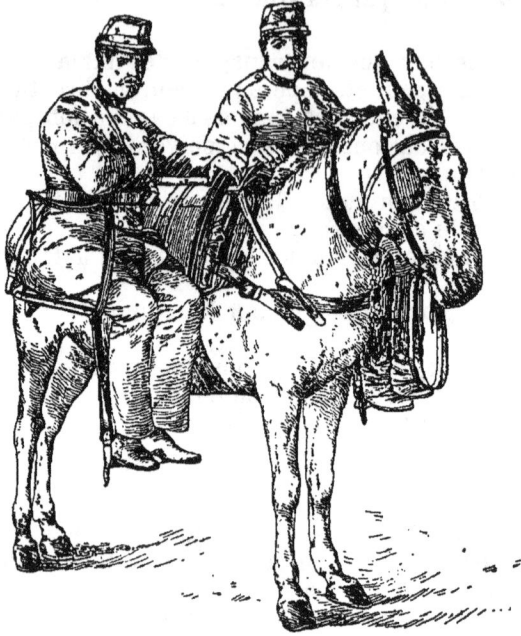

Mulet portant 2 blessés couchés dans des litières.

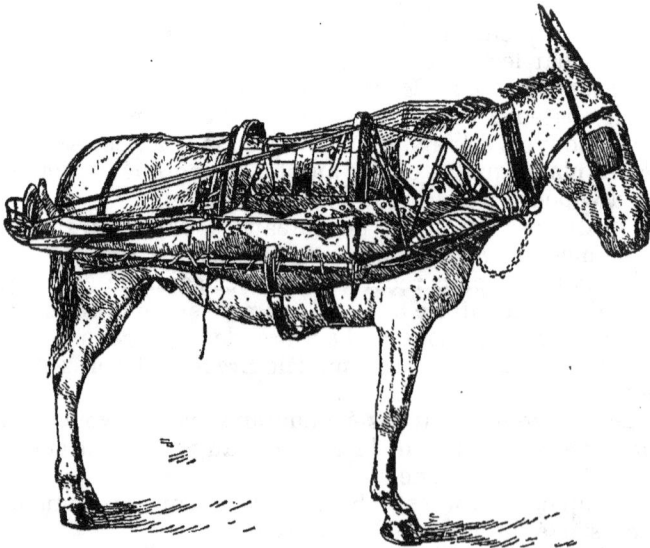

2° Un infirmier commis;

3° Deux infirmiers de visite.

812. Chaque bateau reçoit quatre infirmiers d'exploitation.

813. *Infirmeries de gare le long des voies fluviales*. — Des infirmeries de gare sont organisées le long de la ligne d'évacuation, à une distance minima d'environ quatre heures de marche les unes des autres, dans les maisons d'écluses ou, à défaut, sous des tentes ou des baraques, à proximité des écluses.

814. Elles sont destinées :

1° A fournir aux convois le personnel et le matériel médical qui deviendraient nécessaires;

2° A assurer l'alimentation du personnel transporté;

3° A recevoir les morts;

4° A fournir le combustible quand il y a lieu.

Chacune d'elles comprend : un médecin, un officier ou élève d'administration, quatre infirmiers dont deux pour le service de santé proprement dit et deux pour le service de la cuisine et de la tisanerie.

IV. Formation des convois.

815. La répartition des malades et blessés est faite, aux hôpitaux d'évacuation, d'après un plan d'ensemble établi par le Ministre.

816. Le commissaire de la station tête d'étapes de guerre reçoit, chaque jour, des directeurs du service de santé des régions territoriales affectées à l'hospitalisation des malades et blessés de l'armée, dont il assure les évacuations, l'avis du nombre des places disponibles dans l'ensemble des établissements de ces régions.

817. D'après ces indications, la commission de gare désigne la gare point de répartition sur laquelle chacun des trains est dirigé.

818. Les trains d'évacuation sont dirigés sur le point de répartition; à leur arrivée, le directeur du service de santé fixe les hôpitaux qui doivent recevoir les malades.

819. On évite aux malades et blessés tout transbordement qui ne serait pas indispensable. Ceux dont l'état se serait aggravé, les hommes atteints de maladies contagieuses, les éclopés ou les malades et blessés qui auraient été dirigés par erreur sur les hôpitaux du territoire sont débarqués et, suivant le cas, soignés à l'hôpital ou dirigés sur un dépôt de convalescents.

820. Quand il y a possibilité et utilité, les directeurs régionaux du service de santé font connaître au commissaire militaire du point de répartition le détail des places disponibles dans les divers hôpitaux, afin que les trains d'évacuation puissent recevoir une destination directe ou que les wagons reçoivent des chargements correspondants.

BRANCARD ROULANT

FIG. 1. — *Brancard roulant chargé.*

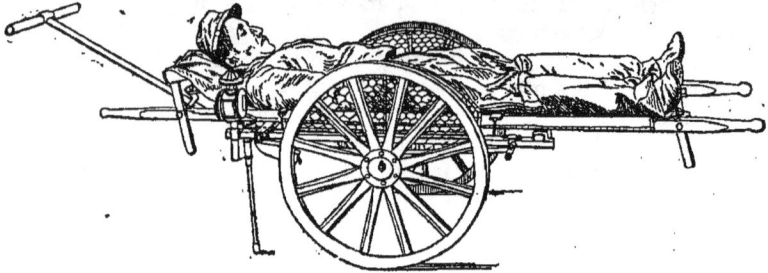

FIG. 2. — *Brancard roulant ouvert, vide.*

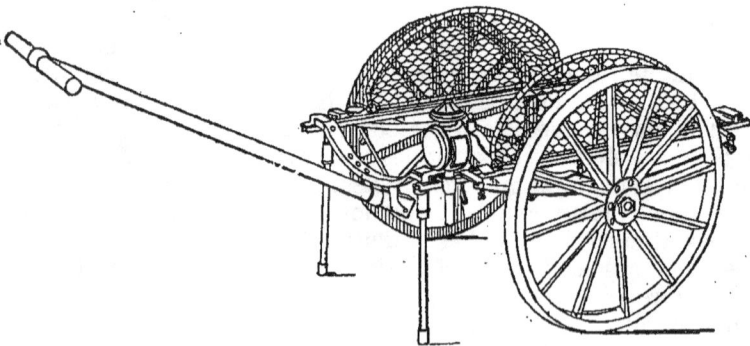

V. Feuilles d'évacuation.

821. L'officier ou l'élève d'administration qui accompagne une évacuation, ou l'un des infirmiers dans les trains ordinaires, est porteur d'une feuille d'évacuation établie en double expédition par l'officier d'administration de la formation sanitaire d'évacuation.

822. Aucun malade ou blessé n'est admis dans les trains d'évacuation que s'il est porté sur les feuilles établies par les hôpitaux. Cette prescription doit être rigoureusement observée.

823. Si, par suite de circonstances de force majeure résultant de l'encombrement et de la précipitation apportée dans l'embarquement, la feuille d'évacuation n'a pu être établie que d'une manière sommaire et incomplète, l'officier d'administration qui accompagne le train la complète pendant la route.

824. Cette feuille indique :

1° L'ordre en vertu duquel les malades sont évacués;

2° Le point ou l'établissement sur lequel ils sont dirigés;

3° Le personnel du service de santé attaché à l'évacuation;

4° Les mutations ou événements survenus pendant la route.

825 La feuille d'évacuation, visée par le commandant d'armes ou d'étapes, tient lieu d'ordre de route et de feuille de route.

826. Elle est remise, avec les livrets individuels des hommes renfermant les billets d'hôpital, à l'officier d'administration ou, à son défaut, au sous-officier attaché à l'évacuation chargé de faire l'appel au départ et à l'arrivée.

827. En cas d'évacuation individuelle, le malade, porteur de sa feuille d'évacuation et de son livret individuel renfermant son billet d'hôpital, est remis au commandant d'armes ou d'étapes, qui le dirige sur sa destination.

828. A l'arrivée à destination l'officier d'administration gestionnaire donne récépissé des malades sur la feuille d'évacuation, laquelle, après avoir reçu les observations du médecin-chef, est rapportée ou renvoyée directement au médecin-chef du point de départ pour être jointe au carnet administratif.

829. Il est établi des feuilles d'évacuation distinctes pour les éclopés, ainsi que pour les malades à diriger sur les dépôts de convalescents.

VI. Vivres pour la route.

830. En principe, l'administration militaire assure, dans les stations-haltes-repas, l'alimentation des hommes pendant les transports stratégiques.

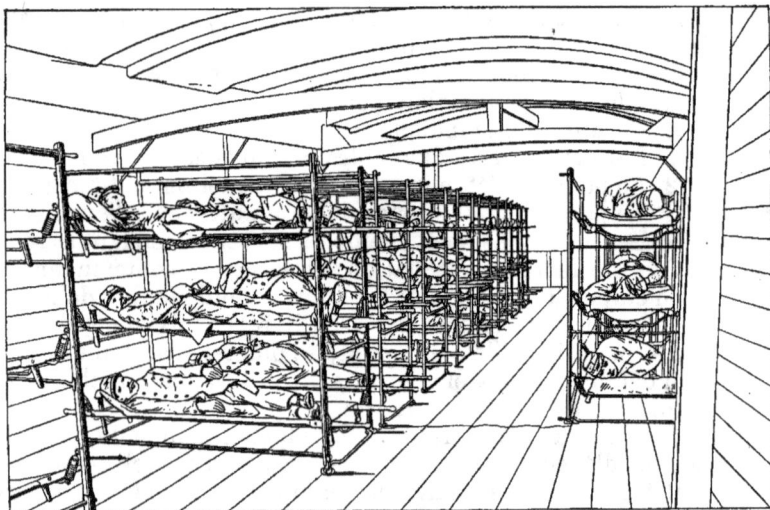

PERSPECTIVE D'UN BATEAU AMÉNAGÉ AVEC DES APPAREILS MODÈLE 1891.

831. Elle cesse de l'assurer pour les transports d'évacuation où le service des infirmeries de gare commence à fonctionner.

832. *Infirmeries de gare.* — Les infirmeries de gare sont établies dans des gares ou bifurcations importantes. Elles sont, en général, desservies par la Société française de secours aux blessés. Elles sont destinées à pourvoir à la nourriture des malades ou blessés traversant la gare dans les trains d'évacuation.

833. Cette nourriture peut être assurée par le service de santé lui-même, soit au moyen de marchés passés avec les buffetiers, soit au moyen de la gestion directe.

834. Dans ce dernier cas, le service est assuré par le personnel suivant : un médecin, un médecin auxiliaire, un officier ou élève d'administration et quinze infirmiers.

835. En dehors des infirmeries de gare, les vivres pendant la route sont assurés :

1° Dans les trains sanitaires permanents, par l'officier d'administration gestionnaire ;

2° Dans les transports par route, par le service des étapes ;

3° Dans les évacuations par mer, dans les conditions prévues par les chartes-parties ;

4° Enfin, dans les évacuations fluviales, par les infirmeries de gare organisées le long de la ligne d'évacuation.

VII. Embarquement des malades dans les trains improvisés. — Montage et démontage des appareils de suspension des brancards.

1° Système Bry-Ameline.

836. *Description des appareils.* — Les trains sanitaires improvisés sont formés de wagons à marchandises dans lesquels on place, de chaque côté de la porte, deux paires de traverses superposées et suspendues à l'extrémité d'un système élastique.

Chaque paire de traverses est destinée à recevoir trois brancards de blessés sur des emplacements indiqués par des tasseaux fixés aux traverses et disposés de manière que les têtes soient placées dans le bout du wagon.

Chaque traverse est suspendue par les extrémités au moyen d'un appareil élastique composé d'un ressort à boudin double maintenu dans une chappe articulée sur une tête de suspension à œil.

La tête de suspension à œil est attachée, par un boulon avec écrou à queue, à un support en fer plat qui lui-même est fixé, au moyen de deux boulons avec écrous à queue, contre les parois du wagon.

Les traverses de tête portent en outre:

1° Sur leur longueur, six étriers qui embrassent les pieds des brancards et retiennent ceux-ci sur les traverses;

2° A chaque extrémité, un piton à vis qui coulisse verticalement dans un guide rivé au support en fer à plat.

Ce système permet de suspendre jusqu'à douze brancards de blessés dans un wagon.

837. *Outillage pour le montage des appareils de suspension.* — Il est alloué, pour le montage des appareils de suspension des brancards dans un train sanitaire improvisé une caisse contenant un jeu d'outils composé ainsi qu'il suit : dix maillets, dix vilebrequins, quarante mèches à vrilles 0^m, 15 pour vilebrequins, dix boulons d'attache aux parois des wagons (rechange).

Mode d'emmagasinage des appareils. — L'approvisionnement des appareils de suspension comprend normalement les pièces suivantes, savoir :

Par demi-wagon : deux traverses de tête avec pitons à vis et étriers fixés sur la traverse, deux traverses de pied, un support de tête avec guide à gauche, un support de tête avec guide à droite, deux supports de pied.

838. *Montage des appareils dans les wagons.* — Les wagons destinés à recevoir les appareils de suspension portent à l'intérieur, sur les panneaux de face, huit plaques en tôle appelées plaques indicatrices et percées à leur centre d'un trou.

Pour installer les appareils de suspension :

1° Percer avec un vilebrequin les parois des wagons en se guidant sur le trou central des plaques indicatrices;

2° Passer, par l'extérieur du wagon, un boulon d'attache dans chaque trou en ayant soin de faire appliquer à coups de maillet la tête du boulon contre la paroi extérieure du wagon;

3° Passer les supports des traverses de suspension, par leur trou inférieur, dans les boulons d'attache traversant les plaques indicatrices, puis visser à fond sur les boulons les écrous à queue. Les supports de tête avec guide doivent toujours être placés dans le fond du wagon, les guides étant tournés du côté de la porte du wagon;

4° Percer les panneaux du wagon pour passer les boulons d'attache supérieurs des supports. Pour effectuer ce perçage, on engage la mèche du vilebrequin dans l'un des deux trous du support en choisissant, suivant le type du wagon, celui qui paraîtra ne rencontrer aucun obstacle;

5° Passer, par l'extérieur du wagon, les boulons d'attache supérieurs dans les trous des supports choisis, et visser les écrous à queue;

6° Régler également les pitons à vis des traverses de tête supérieures à la largeur du wagon, et suspendre de même ces traverses;

7° Régler également les pitons à vis des traverses de tête infé-

INSTALLATION DES APPAREILS DE SUSPENSION DE BRANCARDS
A DEUX ETAGES (MODÈLE 1874-89. — SYSTÈME BRY-AMELINE)

DANS LES WAGONS A MARCHANDISES.

Fig. 1. — *Coupe longitudinale.*

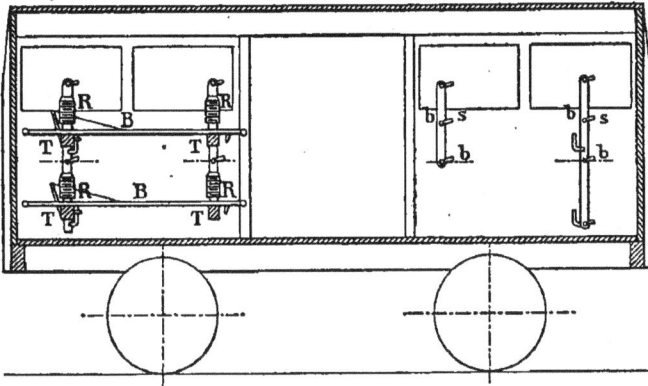

Fig. 2. — *Plan*

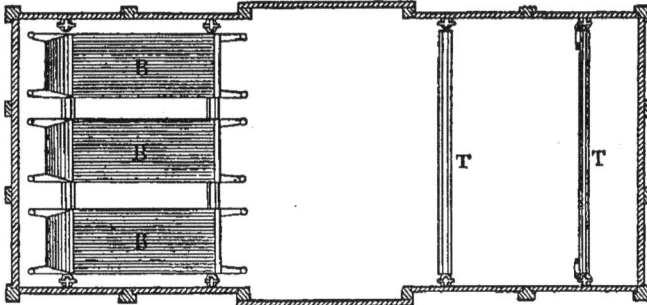

Fig. 3. — *Coupe transversale.*

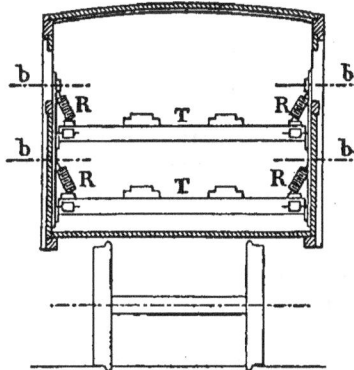

Légende.

B. Brancards.

T. Traverses de suspension.

S. Supports de traverses de brancards.

b. Boulons d'attache aux parois du wagon.

R. Appareils élastiques.

rieures à la largeur du wagon et suspendre des traverses en plaçant ces pitons du côté de la porte du wagon;

8° Suspendre les traverses de pied inférieures;

9° Suspendre les traverses de pied supérieures.

2° Système Bréchot-Desprez-Ameline.

839. *Description de l'appareil modèle* 1891. — L'appareil de suspension de brancards à trois étages, modèle 1891, se compose
d'une cage en fer de 1^m,83 $\times$ 0^m,93 sur 1^m,83 de haut, peinte à
l'huile, pesant 58 kilogrammes et destinée à recevoir trois brancards superposés.

Cette cage est formée par deux montants à entretoises reliés
entre eux par quatre grandes traverses d'assemblage fixées au
moyen d'écrous à béquille.

Chaque montant est composé de deux colonnes, dont l'extrémité inférieure porte un sabot devant reposer sur le sol.

Les deux colonnes d'un même montant sont reliées entre
elles au moyen de trois entretoises cintrées aux extrémités.

Chacune de ces colonnes est percée de part en part de deux
trous, un en bas et l'autre en haut, destinés à recevoir la partie
taraudée des grandes traverses d'assemblage.

Les grandes traverses d'assemblage, formant les grands côtés de
l'appareil, sont terminées à leurs extrémités par des équerres ou
embases s'adaptant sur les colonnes et par des tiges taraudées,
qui sont introduites dans les trous des colonnes et fixées au moyen
d'écrous à béquille.

Par l'assemblage de ces quatre traverses aux deux montants,
la cage de l'appareil est constituée.

Tous les montants, de même que les traverses d'assemblage et
leurs écrous, sont identiques et interchangeables.

La partie essentielle de l'appareil modèle 1891, celle qui forme
pour ainsi dire le véritable organe de suspension, est constituée
par douze ressorts à boudin d'un dispositif spécial à compensation
ayant pour effet d'amortir la violence des chocs dans tous les sens.

Ces ressorts sont, par l'une de leurs extrémités, fixés à demeure
aux colonnes, un peu au-dessus des entretoises, au moyen d'un
anneau en fer.

Lorsque les traverses (quatre) sont fixées, l'appareil est monté
et prêt à recevoir les trois brancards.

840. *Placement des appareils modèle* 1891 *dans les wagons.* — On
place généralement dans chaque wagon quatre appareils de suspension modèle 1891 à trois brancards chacun, soit en tout douze
brancards suspendus.

Toutefois, en cas de nécessité absolue, un cinquième appareil
peut être placé au milieu du wagon, perpendiculairement à la voie.
Le montage des appareils modèle 1891 peut se faire n'importe où

APPAREILS DE SUSPENSION DE BRANCARDS A 3 ÉTAGES
(Modèle 1891. — Système Bréchot-Desprez-Ameline.)

Fig. 1. — *Vue perspective de l'appareil à 3 étages modèle 1861.*

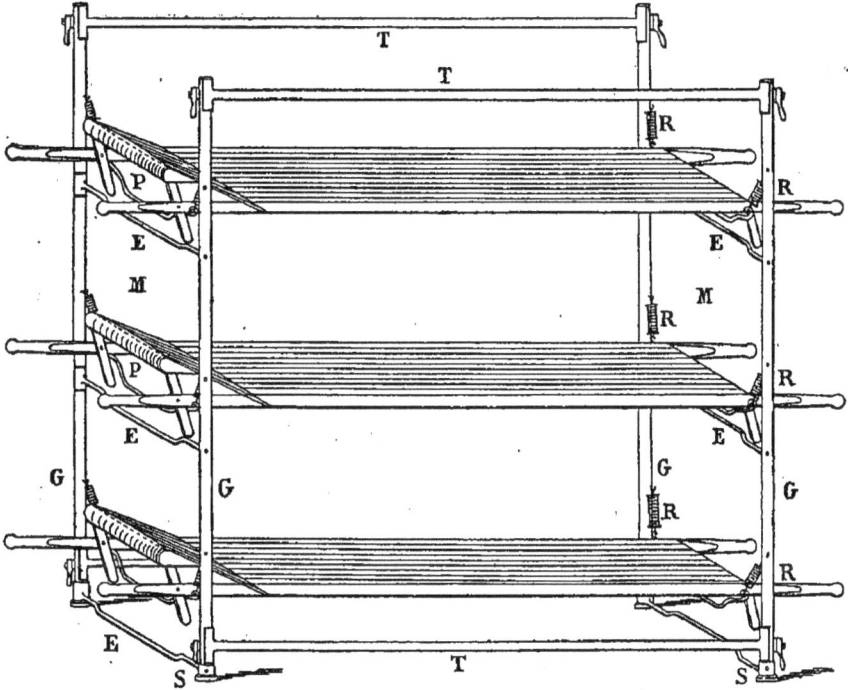

Fig. 2. — *Mode d'embarquement des blessés dans les wagons.*

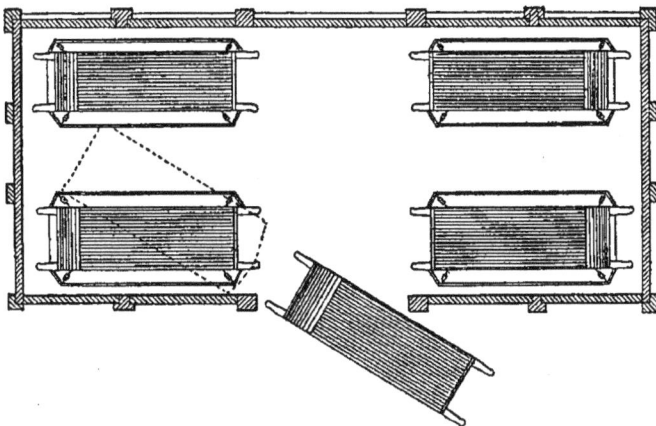

en dehors du wagon, mais il est préférable d'effectuer cette opération dans le wagon lui-même, où l'on dispose de la place nécessaire, afin d'éviter les dégradations pendant le transport de l'appareil une fois monté.

Les quatre appareils modèle 1891 sont placés chacun dans un angle du wagon, dans le sens longitudinal, c'est-à-dire les grands côtés de l'appareil parallèlement aux grands côtés des wagons.

CHAPITRE IX

DÉCÈS

841. En temps ordinaire, dès qu'un militaire meurt à l'hôpital, l'infirmier-major de la division ou l'infirmier de garde pendant la nuit prévient le médecin de garde et l'officier d'administration de garde.

842. Le décès est constaté par le médecin de garde, qui fait transporter le corps, muni de sa plaque d'identité, dans la salle des morts.

843. Pendant le transport du corps à la salle des morts, l'infirmier-major veille à ce que les infirmiers agissent avec toute la décence convenable.

844. Le médecin traitant certifie, au verso du billet d'hôpital (partie administrative), le décès, sa date (en toutes lettres) et la maladie qui l'a occasionné. Ce certificat, signé par le médecin traitant et l'officier d'administration gestionnaire, est visé par le médecin-chef. Le médecin traitant remplit en outre la partie médicale du billet et y appose sa signature.

845. L'infirmier-major remet le billet d'hôpital au bureau des entrées. Toutes les fournitures ou effets ayant servi au décédé sont désinfectés et blanchis.

846. Le jour du décès appartient à l'hôpital.

I. Formalités à remplir en cas de décès.

847. L'officier d'administration gestionnaire doit donner sans délai avis du décès à la famille, lorsque le militaire était en activité de service (officier, sous-officier et soldat) ou s'il appartenait au personnel de l'armée de mer, aux corps de la gendarmerie, de la garde républicaine et des sapeurs-pompiers de la ville de Paris, à moins toutefois que la famille habite l'étranger ou une colonie autre que l'Algérie et la Tunisie.

848. Cet avis est adressé par le télégraphe au maire de la commune où sont domiciliés les parents du militaire décédé.

849. Si la localité n'est pas desservie par le télégraphe, l'offi-

cier gestionnaire fait l'avance de la somme à percevoir par le bureau télégraphique expéditeur pour les frais d'expédition de la dépêche, soit par exprès, soit par la poste, du dernier bureau télégraphique jusqu'à la localité destinataire.

850. Il est toujours délivré à l'officier gestionnaire, sur sa demande, un récépissé des télégrammes, moyennant versement d'un droit fixe de 10 centimes par récépissé. Le montant intégral des taxes télégraphiques est inscrit par le receveur du télégraphe sur chaque récépissé. Ces dépenses sont supportées par le service de santé.

851. L'officier gestionnaire donne également, par bulletin spécial, avis du décès au commandant d'armes et au corps.

En cas de décès d'un officier, le Ministre est directement informé par télégramme officiel.

852. *Déclaration du décès à l'officier de l'état civil.* — L'officier gestionnaire adresse dans les vingt-quatre heures, à l'officier de l'état civil du lieu, une déclaration signée par lui et par le médecin traitant, indiquant le numéro matricule du décédé, la date de l'entrée à l'hôpital et celle du décès.

853. L'officier de l'état civil doit se transporter à l'hôpital pour s'assurer du décès; après quoi, il en dresse acte sur les déclarations qui lui ont été faites et sur les renseignements qu'il a pris lui-même et sur l'attestation de deux témoins dont un du grade de sous-officier autant que possible. Cet acte doit être envoyé à l'officier de l'état civil du dernier domicile de la personne décédée, qui l'inscrit sur ses registres.

854. Si le décédé a succombé aux suites de blessures reçues sur le champ de bataille ou dans un service commandé, il en est fait mention spéciale sur la déclaration.

855. Si le décédé est mort de mort violente, s'il était en état de détention ou frappé de condamnation, il n'est fait aucune mention de ces circonstances sur la déclaration de décès.

856. Si le décédé avait cessé d'appartenir à l'armée par l'effet d'une condamnation, il est désigné dans la déclaration sous le nom « d'ex-militaire », sans indication de grade.

857. L'officier gestionnaire inscrit le décès sur un registre; cette formalité est exigée par la loi (article 80 du Code civil). Ce registre est destiné à inscrire les déclarations et renseignements qui doivent être relatés dans l'acte de l'état civil; il n'a aucune force probante en justice. Une annotation du médecin traitant indique la maladie ou la blessure qui a occasionné la mort; l'annotation est formulée dans les mêmes termes que sur la déclaration de décès et reproduite sur le registre des entrées.

858. Les cadavres apportés à titre de dépôt sont inscrits sur ce registre.

859. L'officier gestionnaire établit deux extraits du registre des décès, lesquels, après avoir été certifiés par le médecin-chef, sont adressés par le même courrier, et sans retard :

860. Le premier, sur lequel on n'indique pas la cause du décès, au maire du dernier domicile du décédé. Si le militaire décédé est né hors de France ou s'il a sa famille à l'étranger, cet extrait, au lieu d'être adressé au maire du dernier domicile, est envoyé par bordereau spécial au Ministre de la guerre (Bureau des Archives), qui le transmet au Ministre des affaires étrangères;

861. Le deuxième, sur lequel on indique la cause du décès, en conformité de la nomenclature de la statistique médicale de l'armée, au directeur du service de santé, qui le fait parvenir d'urgence au Ministre de la guerre (Bureau des Archives).

862. Ces extraits, n'étant pas valables auprès des autorités civiles ou des tribunaux, doivent contenir l'annotation expresse qu'ils sont délivrés à titre de simple renseignement. Il ne doit pas être délivré d'autres extraits.

II. Fonctions d'officier de l'état civil.

863. L'officier d'administration gestionnaire d'une formation sanitaire remplit les fonctions d'officier de l'état civil en ce qui concerne la constatation des naissances, mariages, reconnaissances d'enfants naturels, décès du personnel attaché à cette formation, et des malades et blessés qui y sont en traitement.

Il est surveillé, dans l'exercice de ses fonctions, par le médecin-chef de la formation sanitaire.

864. Dans la pensée des auteurs du projet du Code civil, les actes de l'état civil qui concernaient les militaires hors du territoire de la France pouvaient être reçus, soit, selon les formes françaises, par nos agents diplomatiques ou consuls, soit, selon les formes usitées dans le pays où ils se trouvaient, par les officiers publics étrangers, conformément à la règle *locus regit actum.* Mais le premier consul proposa une fiction qui fut adoptée. Les militaires en activité de service, dit-il, ne sont jamais à l'étranger : « Là où est le drapeau, là est la France ! » Dans ce système, le territoire étranger occupé par l'armée française est fictivement réputé français. De là la règle suivante : les actes de l'état civil concernant les militaires en activité de service hors de la France doivent être reçus par des officiers publics français et selon les formes françaises. (Mourelon, *Répétitions écrites sur le Code civil.*)

865. Ces règles spéciales ne doivent être suivies qu'à l'étranger. Toutefois, et par analogie de motifs, elles sont applicables même en France lorsque, par suite des accidents de la guerre, l'armée n'a aucune communication avec les autorités civiles ordinaires; mais, sauf cette exception, les militaires en activité de service dans l'intérieur de la France sont soumis aux règles de droit commun. En cas de mobilisation ou de siège, la compétence des officiers instrumentaires pour les actes de l'état civil s'étend aux personnes non militaires qui se trouvent dans les forts et places assiégés.

La loi du 8 juin 1893 dispose, en outre, que, à défaut de fonctionnaires de l'intendance ou d'officier du commissariat, les actes de procuration, les actes de consentement à mariage ou à engagement militaire, les déclarations d'autorisation maritale, sont reçus, dans les formations ou établissements sanitaires dépendant des armées, par les officiers d'administration gestionnaires pour les personnes soignées ou employées dans ces formations et établissements.

III. Actes de l'état civil.

866. Les actes de l'état civil sont des écrits constatant les événements qui constituent l'état civil ou privé d'une personne. Les événements visés par la loi du 8 juin 1893 sont : la naissance, le mariage, la reconnaissance d'un enfant naturel, la mort.

867. Les actes de l'état civil sont reçus en présence de deux témoins mâles et majeurs. Ils énoncent l'année, le lieu, le jour et l'heure où ils sont reçus, les prénoms, noms, âge, profession et domicile de tous ceux qui y sont dénommés.

868. Les actes sont inscrits sur le registre, de suite, sans aucun blanc ; les ratures et les renvois sont approuvés et signés de la même, manière que le corps de l'acte. Il n'y est rien écrit par abréviation et aucune date n'est mise en chiffres.

869. L'officier d'administration gestionnaire donne lecture des actes aux parties comparantes et aux témoins ; mention est faite de l'accomplissement de cette formalité.

870. Les actes sont signés par l'officier d'administration gestionnaire et par les comparants et les deux témoins, ou mention est faite, sur l'acte même, de la cause qui empêche ces derniers de signer.

871. Les officiers de l'état civil ne peuvent rien insérer dans les actes qu'ils reçoivent, soit par note, soit par énonciation quelconque, que ce qui doit être nécessairement déclaré par les comparants.

872. L'officier d'administration gestionnaire, dépositaire des registres des actes de l'état civil, est civilement responsable des altérations qui y surviendraient, sauf son recours, s'il y a lieu, contre les auteurs des dites altérations. Autant que possible, ces registres sont conservés dans sa caisse.

873. Toute altération, tout faux dans les actes de l'état civil, toute inscription de ces actes sur une feuille volante et autrement que sur les registres à ce destinés, donnent lieu aux dommages-intérêts des parties sans préjudice des peines portées au Code pénal. (Art. 145, peine des travaux forcés.)

874. Les rectifications des actes de l'état civil sont exclusivement du ressort des tribunaux ; les jugements de rectification sont inscrits sur les registres, par l'officier de l'état civil, aussitôt qu'ils lui sont remis, et mention en est faite en marge de l'acte réformé.

875. Une expédition, visée pour légalisation par le médecin-chef, est envoyée, par l'officier d'administration gestionnaire, dès que la communication est possible et dans le plus bref délai, au Ministre de la guerre, qui assure la transcription sur les registres de l'état civil du dernier domicile : du père, ou, si le père est inconnu, de la mère pour les actes de naissance, du mari pour les actes de mariage, du défunt pour les actes de décès. Si le lieu du dernier domicile est inconnu, la transcription est faite à Paris.

876. *Registres de l'état civil.* — Les officiers gestionnaires tiennent, dans chaque formation ou établissement sanitaire dépendant des armées, un registre de l'état civil pour les naissances, les mariages et les décès, y compris les morts qu'on apporterait à titre de dépôt. (Lois des 25 septembre 1792 et 8 juin 1893.)

Ces registres sont cotés et paraphés par le médecin-chef de l'hôpital ou de la formation sanitaire.

877. Ils sont arrêtés au jour du passage des armées sur le pied de paix ou de la levée du siège ; ils sont ensuite adressés au Ministre de la guerre pour être déposés dans les archives.

878. Lorsque, par suite des événements de la guerre, un registre vient à être perdu, la perte est constatée de suite par un procès-verbal rapporté par le médecin-chef de la formation sanitaire ; une expédition de ce document est adressée au Ministre de la guerre. Le procès-verbal est, en outre, transcrit en tête du nouveau registre, qui doit être établi aussitôt après la perte du premier.

Envoi mensuel d'un extrait des registres. — Il est envoyé tous les mois, au Ministre de la guerre, un extrait collationné et séparé par acte. Cet envoi, accompagné d'un bordereau, est fait dans les conditions indiquées pour les actes de l'état civil eux-mêmes. Compte rendu est, en même temps, adressé au Ministre par la voie hiérarchique.

S'il n'y a pas eu d'acte dressé pendant le mois, le bordereau est envoyé avec la mention « néant ».

879. *Naissances.* — Les déclarations de naissance sont faites, dans les trois jours de l'accouchement, par le père ou, à défaut de père, par les médecins, sages-femmes ou autres personnes qui ont assisté à la délivrance ; lorsque la mère est accouchée hors de son domicile, par la personne chez qui elle est accouchée.

880. L'acte de naissance énonce le jour, l'heure et le lieu de la naissance, le sexe de l'enfant et les prénoms qui lui sont donnés, les prénoms, noms, professions et domicile des père et mère et ceux des témoins. On ne peut admettre d'autres prénoms que les noms en usage dans les différents calendriers et ceux des personnages connus de l'histoire ancienne.

En cas de déclaration tardive de la naissance, c'est-à-dire après les délais légaux, il est dressé un procès-verbal relatant les circonstances qui ont empêché les déclarants de se conformer à la loi, afin que les tribunaux puissent apprécier le degré de foi à apporter à cette déclaration. Ce procès-verbal est inscrit sur les registres.

881. *Mariages.* — Les militaires ne peuvent contracter mariage qu'après avoir obtenu le consentement de leurs parents et la permission du Ministre de la guerre ou de son délégué. Avant la célébration du mariage, deux publications doivent être faites au lieu du dernier domicile des futurs époux, à huit jours d'intervalle, un jour de dimanche; en outre, elles sont mises, vingt-cinq jours avant ladite célébration, à l'ordre du jour du corps pour les individus qui tiennent à un corps et à celui de l'armée ou du corps d'armée pour les officiers sans troupe et pour les employés qui en font partie. Il est tenu par l'officier de l'état civil un registre des publications sur lequel il est fait mention des oppositions à mariage qui peuvent se produire.

882. *Reconnaissance d'enfant naturel.* — La reconnaissance d'un enfant naturel peut être reçue par un officier d'administration gestionnaire (art. 98 du Code civil). Dans ce cas, la transcription de ces actes est faite, à la diligence du Ministre de la guerre, sur les registres de l'état civil où l'acte de naissance de l'enfant a été dressé ou transcrit, et, s'il n'y en a pas eu ou si le lieu est inconnu, sur les registres de l'état civil du dernier domicile du père ou de la mère qui fait la reconnaissance. Si ce domicile est également inconnu, la transcription est faite à Paris.

IV. Actes de décès.

883. L'acte de décès est rédigé par l'officier d'administration gestionnaire sur l'attestation de deux témoins. Il énonce le lieu, l'année, le jour et l'heure où il est reçu; les noms, prénoms, âge, profession et domicile de tous ceux qui y sont dénommés, ainsi que la qualité des membres de la Légion d'honneur. Il mentionne si le militaire est mort sur le champ de bataille ou des suites des blessures reçues en combattant l'ennemi, ou en service commandé, ou de maladies épidémiques ou endémiques, ou provenant des fatigues de la guerre.

884. Les cas de mort violente (duel, suicide), de décès dans les prisons et maisons de réclusion ou d'exécution à mort, ne sont pas mentionnés sur les registres.

885. Quand les formalités prescrites ne peuvent pas être observées, l'officier d'administration gestionnaire ne doit pas négliger de dresser l'acte de décès, en ayant soin d'indiquer les irrégularités qui s'y trouvent et les motifs qui se sont opposés à ce qu'on apportât plus d'exactitude. Ces espèces d'actes deviennent, pour les familles, un commencement de preuve, et les tribunaux fixent ensuite le degré de valeur qu'on doit y donner.

886. En principe général, on ne doit jamais négliger de constater le décès d'un individu mort dans une formation sanitaire.

887. De toute façon, on doit toujours énoncer, d'une manière claire et détaillée, les motifs qui ont empêché de se conformer en tous points aux dispositions prescrites par les différents articles du Code civil. La loi ne fixe pas de délai de rigueur, le décès peut être constaté à quelque époque que ce soit, lorsque se présente le nombre de témoins voulus par la loi. (Solution donnée par le Garde des sceaux, le 6 septembre 1813.)

Si l'acte de décès ne peut être établi soit qu'il n'ait pas été possible de réunir le nombre de témoins voulu par la loi, soit que les témoins ou l'un d'eux n'ait pas la capacité légale, il est dressé un procès-verbal relatant la ou les déclarations reçues. Ce procès-verbal est inscrit sur les registres de l'état civil et une expédition est adressée au Ministre dans les conditions indiquées pour les actes proprement dits.

888. *Décès survenus pendant les évacuations.* — Les décès survenus pendant les évacuations sont constatés, savoir :

1° Si l'évacuation a lieu par un train sanitaire permanent, celui-ci fonctionnant comme une formation sanitaire, l'officier d'administration gestionnaire qui accompagne l'évacuation remplit les fonctions d'officier de l'état civil et dresse l'acte de décès. Le corps du décédé est remis par ses soins au commandant ou au commissaire militaire de gare, qui prend les mesures nécessaires pour le faire inhumer;

2° Si l'évacuation a lieu par un train sanitaire improvisé, celui-ci fonctionnant comme annexe d'un hôpital d'évacuation, l'officier d'administration gérant l'annexe remplit les fonctions d'officier d'état civil et se conforme aux dispositions ci-dessus;

3° Si l'évacuation a lieu par trains ordinaires, lorsqu'un décès se produit, l'officier d'administration qui accompagne l'évacuation remet le corps du décédé au commandant ou au commissaire militaire de gare, et se conforme aux dispositions ci-après, applicables aux convois d'évacuation.

889. *Décès dans les convois d'évacuation* (évacuation par les routes ordinaires, par les voies fluviales ou par les canaux). — Si le décès est survenu hors du territoire national, l'officier d'administration qui accompagne l'évacuation recueille tous les éléments nécessaires pour dresser l'acte de décès (notamment le livret individuel, la plaque d'identité et le billet d'hôpital), ainsi que les effets et valeurs composant la succession, et les rapporte à l'officier d'administration gestionnaire de la formation sanitaire d'où est partie l'évacuation, auquel incombe le soin de dresser l'acte de décès et de remplir toutes les autres formalités.

890. A l'arrivée au gîte d'étapes, le corps du décédé est remis au commandant d'étapes, qui doit prendre les mesures nécessaires pour le faire inhumer, s'il n'y a pas d'hôpital dans la localité; la dépense qui peut en résulter est supportée par le service de santé.

891. Si l'évacuation a lieu en dehors des lignes d'étapes, l'offi-

cier d'administration prend les mesures nécessaires pour faire inhumer le corps du décédé; au besoin il le remet à l'autorité civile du lieu, qui est chargée de ce soin.

892. En territoire national, on se conforme aux dispositions du règlement sur le service de santé à l'intérieur. L'officier d'administration qui accompagne l'évacuation adresse la déclaration réglementaire au maire de la commune, chargé de dresser l'acte de décès, et tient à la disposition de ce magistrat les deux militaires qui doivent servir de témoins; l'un de ceux-ci doit être, autant que possible, du grade de sous-officier.

893. Le corps est remis à l'autorité civile, qui prend les mesures nécessaires pour le faire inhumer. La dépense qui peut en résulter est, autant que possible, acquittée par les soins de l'officier d'administration qui accompagne l'évacuation.

894. *Décès des militaires détenus.* — En cas de décès d'un détenu dans une formation sanitaire, le billet de décès est adressé sur-le-champ au gardien-chef de la prison, qui dresse procès-verbal et envoie un gendarme pour reconnaître le décédé. Ce gendarme est porteur d'une expédition du procès-verbal, qu'il remet à l'officier d'administration gestionnaire. En aucun cas, elle ne doit être jointe à l'acte de décès.

895. Lorsque le décédé est un détenu civil, une copie du procès-verbal est envoyée au maire de la commune du dernier domicile du décédé avec l'extrait de l'acte de décès.

MODÈLE D'ACTE DE DÉCÈS

L'an mil huit cent quatre-vingt(1) . . . ., le. . . . .,
à. . . heures. . . minutes du (matin ou soir).

Acte de décès de(2) (prénoms, nom) . . . .
(grade). . . . ., . . . bataillon, ... compagnie, immatriculé sous le no. . . Né le(1) . . . .
. . . ., à. . . . ., canton
de. . . . ., département de. . . . .,
domicilié en dernier lieu à. . . . . . ., rue. . . . .,
no. . ., décédé à (indiquer le lieu). . . . .
le(1) . . . . à. . . heures. . . minutes
du (matin ou soir), par suite de (indiquer le genre de
mort, si celle-ci a été occasionnée soit par des blessures
reçues devant l'ennemi ou en service commandé, soit par
les fatigues du service, soit par des maladies contagieuses ou épidémiques contractées aux armées ; *dans
les autres cas, ne pas en faire mention*).

Fils de(3). . . . ., profession de . . . . .
et de. . . . ., domiciliés à . . . . ., canton
de. . . . ., département de. . . . .
ou : Fils de père et mère dont les noms ne sont pas
connus.

Célibataire *ou : * marié à . . . . ., domiciliée à. . . .,
canton de. . . . . ., département de. . . . . . ., *ou :*
veuf de. . . . . . ., décédée le(1) . . . .

Conformément à l'article 77 du Code civil, nous nous
sommes transporté auprès de la personne décédée et
assuré de la réalité du décès (4).

Dressé par nous (prénoms et nom). . . . . ., officier
d'administration. . . . . . , gestionnaire de (formation
sanitaire). . . . . , officier de l'état civil, sur la déclaration des sieurs :

1o (Prénoms, nom, grade, corps et parenté, s'il y a lieu,
avec le défunt).

2o (. . . . .),
témoins qui ont signé avec nous, après lecture.

Le premier témoin,   *Le second témoin,*

L'Officier de l'état civil,

V. Extraits mortuaires.

896. Pour chaque décès, l'officier d'administration gestionnaire établit un extrait mortuaire en deux expéditions, auxquelles il donne les destinations ci-après :

1° La première est adressée, dans les dix jours, sous pli recommandé, au maire de la commune du dernier domicile du décédé, avec une lettre d'envoi ; cette lettre, en marge de laquelle le maire déclare que l'acte de décès a été inscrit sur les registres de l'état civil de la commune, doit être envoyée dans le plus bref délai au bureau de comptabilité. Si, dans le délai jugé suffisant, cette lettre n'est pas parvenue au bureau, celui-ci la réclame. (Notice n° 13 du règlement sur le service de santé en campagne.) (1)

2° La deuxième expédition est adressée au bureau de comptabilité, chargé de dresser et de tenir à jour, au moyen de fiches, le répertoire alphabétique des décédés, permettant de répondre à toutes les demandes de renseignements qui seraient adressées au Ministre de la guerre ou qui lui parviendraient directement.

897. A la fin de la campagne, ou lorsque le Ministre en donne l'ordre, tous les extraits mortuaires reçus par le bureau de comptabilité sont déposés au ministère de la guerre (Bureau des Archives administratives) avec tous les registres de l'état civil.

VI. Légalisation des signatures.

898. La signature de l'officier d'administration gestionnaire est légalisée par le médecin-chef de la formation sanitaire. Ce visa est précédé d'une formule indiquant le nom du signataire : « Vu par nous (nom et prénoms), médecin-chef ».

VII. Inhumations.

899. Dans les formations sanitaires, l'inhumation des militaires décédés a lieu d'après les instructions du médecin-chef, sous la surveillance de l'officier d'administration gestionnaire, qui emploie à cet effet les infirmiers, les corvées militaires ou des gens du pays.

---

(1) Cette première expédition de l'extrait mortuaire fait double emploi. Le soin d'assurer la transcription de l'acte sur les registres de l'état civil de l'ancien domicile incombe au Ministre de la guerre. (Code civil, art. 94. Loi du 8 juin 1893.)

900. Il est de l'intérêt de l'armée que les inhumations soient faites aussi rapidement que possible et toujours dans les meilleures conditions hygiéniques.

901. Les terrains secs, perméables, légèrement inclinés, dépourvus d'arbres, sont choisis de préférence.

902. Les fosses sont creusées à une profondeur de 2 mètres. Cette profondeur doit être considérée comme un minimum, surtout pour les fosses communes. Au point de vue de l'hygiène, il importe de ne pas mettre dans une même fosse plus de 6 cadavres placés sur deux rangées ; on dispose, si cela est possible, quelques branchages au fond de la fosse.

903. Les corps, dépouillés de leurs vêtements, sont placés côte à côte et tête-bêche, puis arrosés de chaux vive lorsque les ressources locales le permettent.

L'inhumation des militaires morts sur le champ de bataille a lieu dans les conditions prescrites par les règlements militaires et par les ordres spéciaux du commandement, s'il y a lieu.

L'officier d'administration qui est chargé d'y procéder dresse, en présence de deux témoins, un procès-verbal relatant, pour chaque cadavre, le numéro matricule, les noms et prénoms et autres renseignements inscrits sur la plaque d'identité, et, s'il y a lieu, les autres indices tels que les marques du vêtement, etc., de nature à établir l'identité du défunt.

Ce procès-verbal est transcrit sur le registre de l'état civil et une expédition en est adressée au Ministre.

VIII. Plaque d'identité.

904. Afin de permettre de reconnaître les hommes très grièvement blessés, tout militaire est pourvu en temps de guerre d'une médaille dite « plaque d'identité » ; elle se porte au cou avec un cordonnet.

905. Cette plaque est en maillechort premier titre ; elle est de forme ovale ; le trou de suspension est percé sur le grand diamètre. Elle doit contenir les indications suivantes :

Au recto, l'indication du nom, du prénom usuel et de la classe à laquelle l'homme appartient.

Au verso, l'indication de la subdivision de région et du numéro du registre matricule du recrutement.

906. Pour les engagés volontaires ou conditionnels, le millésime de la classe est remplacé par l'indication de l'année dans laquelle l'engagement a été contracté, que l'on fait précéder des lettres E. V. ou E. C. Le numéro du registre matricule du recrutement est lui-même remplacé par le numéro de la liste matricule.

907. Après la formation du contingent auquel les engagés volontaires appartiennent, ces inscriptions sont remplacées par celles qui leur sont attribuées sur le registre matricule du recrutement.

908. Les indications que la plaque d'identité contient sont notées soigneusement, soit sur le carnet médical par les médecins des corps de troupe, soit sur le registre des entrées par l'officier d'administration gestionnaire des formations sanitaires.

IX. Testaments.

909. Le testament est un acte par lequel une personne dispose, pour le temps où elle ne sera plus, de tout ou partie de ses biens. Cet acte est révocable. Il doit être écrit, attendu que l'écriture seule peut lui donner une existence légale, toute disposition faite verbalement, même devant témoins, n'étant pas admise.

910. Toutes personnes (sauf celles déclarées incapables par le Code civil, art. 902) peuvent disposer et recevoir par testament ; cependant, les médecins et pharmaciens qui ont traité la personne pendant la maladie dont elle meurt ne peuvent profiter des bénéfices d'un testament fait en leur faveur pendant le cours de cette maladie ; le testateur peut simplement prendre à leur égard des dispositions rémunératoires en rapport avec les services qu'il a reçus d'eux.

911. Les mêmes clauses d'exclusion sont observées à l'égard des ministres du culte.

912. On distingue trois sortes de testaments :
1° Le testament olographe ;
2° Le testament par acte public ;
3° Le testament mystique ou secret.

913. Le *testament olographe* doit être écrit en entier, daté et signé de la main du testateur ; il n'est assujetti à aucune forme particulière ; il peut être écrit sur du papier, du parchemin, du bois, du linge, avec de l'encre, du sang ou du crayon.

914. Le *testament par acte public* est reçu par deux notaires en présence de deux témoins ou par un notaire en présence de quatre témoins.

915. Le testament par acte public est dicté par le testateur. Lecture lui en est donnée ainsi qu'aux témoins ; tous signent l'acte. Si le testateur ne sait pas signer, il en est fait mention ainsi que des causes qui l'empêchent de signer.

916. Le testament est dit *mystique ou secret* quand le testateur remet, clos et scellé, en présence de six témoins, le pli contenant les dispositions écrites par lui, en déclarant que le contenu de l'enveloppe est son testament écrit et signé par lui, ou écrit par un autre et signé de lui.

917. Le notaire dresse un acte de suscription qui doit être écrit sur le papier servant d'enveloppe et être signé par le testateur, le notaire et les six témoins. Si le testateur ne peut signer l'acte de suscription, il en est fait mention.

918. *Militaires hors de France.* — Les militaires hors de France, et en France en cas de mobilisation et de siège, peuvent faire un testament olographe ou un testament par acte public ; mais, dans ce dernier cas, ce ne sont plus les notaires qui les reçoivent.

919. Les testaments des militaires et des individus attachés aux armées peuvent être reçus soit par un chef de bataillon ou d'escadron, ou tout autre officier d'un grade supérieur, en présence de deux témoins, soit par deux fonctionnaires de l'intendance ou officiers du commissariat, soit par un de ces fonctionnaires ou officiers en présence de deux témoins, soit enfin, dans un détachement isolé, par l'officier commandant ce détachement assisté de deux témoins, s'il n'existe pas dans le détachement d'officier supérieur de fonctionnaire de l'intendance ou d'officier du commissariat.

Le testament de l'officier commandant un détachement isolé peut être reçu par celui qui vient après lui dans l'ordre du service.

920. Si le testateur est malade ou blessé, le testament peut être reçu par le médecin-chef de la formation sanitaire, assisté de l'officier d'administration gestionnaire. A défaut de cet officier d'administration, la présence de deux témoins est nécessaire.

921. Ces dernières dispositions ne sont pas applicables au personnel attaché aux formations sanitaires.

922. Les testaments olographes peuvent être remis à tout officier ayant qualité pour recevoir les testaments en la forme d'acte public. Ils sont transmis dans les conditions prescrites pour ces derniers.

923. Il est fait un double original des testaments authentiques.

924. Si cette formalité n'a pu être remplie à raison de l'état de santé du testateur, il est dressé une expédition du testament pour tenir lieu de second original. Cette expédition est signée par les témoins et par les officiers instrumentaires. Il y est fait mention des causes qui ont empêché de dresser le second original.

925. Dès que la communication est possible et dans le plus bref délai, les deux originaux ou l'original et l'expédition du testament sont adressés, séparément et par courriers différents, sous plis clos et cachetés, au Ministre de la guerre ou de la marine, pour être déposés chez le notaire indiqué par le testateur, ou, à défaut d'indication, chez le président de la chambre des notaires de l'arrondissement du dernier domicile.

L'enveloppe de chaque original, ou, suivant le cas, de l'original et de l'expédition, porte pour suscription les nom, prénoms, qualités et fonctions du testateur, et, autant que possible, l'indication du notaire chez qui doit être déposé le testament et du lieu du dernier domicile du testateur.

926. Le testament ainsi établi est nul six mois après que le testateur est venu dans un lieu où il a la liberté d'employer les formes ordinaires, à moins que, avant l'expiration de ce délai, il n'ait été

de nouveau placé dans une des situations spéciales prévues à l'article 93 du Code civil. Le testament est alors valable pendant la durée de cette situation spéciale et pendant un nouveau délai de six mois après son expiration. (Code civil, art. 984.)

927. Il est donné lecture au testateur, en présence des témoins, des dispositions des articles 984, 987 ou 994 du Code civil, suivant les cas, et mention de cette lecture est faite dans le testament.

928. Les testaments sont signés par le testateur, par ceux qui les ont reçus et par les témoins.

929. Si le testateur déclare qu'il ne sait ou ne peut signer, il est fait mention de sa déclaration ainsi que de la cause qui l'empêche de signer.

930. Dans le cas où la présence de deux témoins est requise, le testament est signé au moins par l'un deux, et il est fait mention de la cause pour laquelle l'autre n'a pas signé.

931. Avant la mort du testateur et l'ordonnance rendue par le président du tribunal de première instance du lieu du dernier domicile, il ne peut être donné communication de ses dispositions testamentaires, même aux parties intéressées.

932. Les testaments sont enregistrés sur un mémorial, sans entrer dans aucun détail, en énonçant seulement que tel jour il a été reçu le testament d'un tel.

933. Ce mémorial constitue la dernière section du carnet administratif des formations sanitaires.

934. *Testaments en pays étranger.* — Un Français qui se trouve en pays étranger peut faire ses dispositions testamentaires par acte sous signature privée ou par acte authentique dans les formes usitées dans le lieu où cet acte est passé.

935. Les testaments ne peuvent alors être exécutés sur les biens situés en France qu'après avoir été enregistrés au bureau du domicile du testateur, s'il en conserve un, sinon au bureau de son dernier domicile connu en France; et, dans le cas où le testament contiendrait des dispositions relatives à des immeubles qui y seraient situés, il doit être en outre enregistré au bureau de la situation de ces immeubles sans qu'il puisse être exigé un double droit.

936. *Prisonniers de guerre.* — Les prisonniers de guerre à l'étranger ne peuvent tester que dans la forme olographe, ou par acte authentique devant les agents diplomatique français, ou enfin, suivant les formes usitées dans le pays et devant les officiers publics compétents.

X. Successions.

937. Il y a lieu de distinguer :
1° Les successions des militaires décédés à l'intérieur;
2° Les successions des militaires décédés aux armées.

938. *Successions des militaires décédés à l'intérieur.* — L'officier d'administration gestionnaire est constitué dépositaire des effets, papiers et valeurs laissés par le décédé et n'appartenant pas à l'Etat. Il en doit compte aux héritiers.

939. Lors du décès, il est procédé à l'inventaire des effets trouvés au lit du décédé par l'infirmier major de garde, en présence de l'officier d'administration de garde et de deux témoins.

940. Les résultats sont consignés sur un carnet-inventaire qui relate, en outre, tout ce qui n'a pas été l'objet d'un dépôt antérieur.

941. Tous les objets et valeurs formant la succession sont inscrits sur un registre *ad hoc* relatant l'emploi qui en a été fait et dont le détail doit coïncider avec toutes les inscriptions faites au nom du décédé, soit sur le carnet des inventaires, soit sur le registre des entrées, soit sur le registre à souche des dépôts, soit enfin sur le registre des effets déposés par les entrants.

942. Immédiatement après le décès, l'officier d'administration gestionnaire adresse à la famille, par l'intermédiaire du maire du dernier domicile du décédé, l'état de tous les objets compris dans la succession en indiquant ceux qui sont susceptibles d'être vendus, à défaut de réclamation, dans le délai de six mois.

943. Cet état est accompagné d'une note indiquant aux héritiers les titres qu'ils ont à produire pour entrer en possession de la succession et les justifications qu'ils ont à faire ; cette note est distincte pour les successions de 50 francs et au-dessous et pour celles au-dessus de 50 francs.

944. Les effets, objets et valeurs sont remis aux ayants droit sur la présentation d'un certificat d'hérédité délivré par le maire ou le juge de paix, selon le cas. La signature du maire est légalisée par le préfet, et celle du juge de paix par le président du tribunal civil de l'arrondissement. Au dos du certificat d'hérédité, les héritiers donnent pouvoir à un co-héritier ou à une autre personne de retirer la succession ; leur signature est légalisée par le maire de la commune.

Le médecin-chef autorise l'officier d'administration gestionnaire à remettre ladite succession, et le fondé de pouvoir en donne récépissé.

945. Lorsque les héritiers ou les fondés de pouvoirs en expriment le désir, les brevets, lettres de service ou autres papiers dont la possession intéresse les familles, sont envoyés par la poste en franchise et par lettre chargée sous le contre-seing du médecin-chef, au maire de la commune où résident les héritiers.

946. Les valeurs en numéraire ou en papiers, les bijoux, les insignes d'ordres et enfin tous les autres objets ou effets réclamés par les héritiers sont envoyés à ces derniers par les moyens qu'ils indiquent et à leurs frais.

947. Les mandats ou bons de poste non touchés sont remis par l'officier d'administration gestionnaire au receveur des postes.

948. Les bijoux, armes, effets et objets quelconques non réclamés dans le délai de six mois sont vendus publiquement par voie administrative et aux enchères par l'officier d'administration gestionnaire en présence du médecin-chef.

949. Les résultats sont constatés par un procès-verbal et le produit de la vente est déposé par l'officier d'administration gestionnaire, dans le délai de cinq jours, à la Caisse des dépôts et consignations.

950. A la fin de chaque année ou de gestion, l'officier d'administration gestionnaire justifie de la destination donnée aux effets provenant des militaires décédés au moyen d'un compte particulier appelé « Compte annuel de destination ».

951. *Successions des militaires décédés aux armées.* — Avant de faire procéder à l'inhumation, l'officier d'administration gestionnaire recueille les papiers, bijoux et valeurs qui ne lui auraient pas été remis et qui appartiendraient aux décédés, ainsi que les plaques d'identité et les livrets individuels des hommes de troupe.

952. Il agit de même avant de faire inhumer les corps des militaires et autres personnes apportés à titre de dépôt.

953. Les formalités à remplir pour l'envoi des successions, ainsi que celles relatives au versement des armes à l'artillerie et des valeurs à la Caisse des dépôts et consignations, sont détaillées au chapitre suivant.

954. Le bureau de comptabilité et de renseignements liquide chaque succession en se conformant au règlement sur le service de santé à l'intérieur.

CHAPITRE X

I. Comptabilité des effets des militaires décédés à l'intérieur.

955. Au titre des successions on a énuméré les formalités imposées aux héritiers pour entrer en possession des objets, valeurs et effets appartenant aux militaires décédés.

956. Ces formalités donnent lieu à l'établissement de la comptabilité suivante à la décharge de l'officier d'administration gestionnaire :

Remise des effets au corps.

957. Les effets appartenant à l'Etat sont rendus au corps si le décédé était de la garnison ; dans le cas contraire, ils sont versés dans un magasin administratif désigné par le sous-intendant militaire, ou expédiés au corps si les frais de transport n'excèdent pas la valeur des effets.

958. Le versement est justifié par une facture de livraison ou d'expédition.

Versement des valeurs à la Caisse des dépôts et consignations.

959. Les valeurs dépendant d'une succession ne sont versées à la Caisse des dépôts et consignations que si elles ne sont pas réclamées par les hériters dans le délai de six mois.

Vente des effets non réclamés.

960. Les bijoux et effets quelconques non réclamés, ou signalés par les héritiers comme pouvant être réalisés au profit de la succession, font l'objet d'une vente publique, faite administrativement et aux enchères, tous les six mois, par les soins de l'officier d'administration gestionnaire et en présence du médecin-chef.

961. Les effets sont placés par lots et les enchères faites de manière à maintenir la distinction des objets appartenant aux diverses successions.

962. La vente est constatée par un procès-verbal dressé par le médecin-chef, qui relate le produit de la vente pour chaque succession et, en outre, pour chacun des décédés dont les héritiers sont inconnus, l'argent et les valeurs qu'ils ont laissés.

963. La vente des objets qui auraient été signalés par les héritiers comme pouvant être réalisés est constatée par un procès-verbal spécial.

964. Le montant des successions porté au premier procès-verbal est versé, dans le délai de cinq jours, entre les mains de l'agent du Trésor, au compte de la Caisse des dépôts et consignations.

965. Le versement a lieu sur la production, par l'officier d'administration gestionnaire, de deux expéditions du procès-verbal, dont une, revêtue du récépissé de l'agent du Trésor, lui est rendue. Le produit de la vente des effets et objets portés sur le procès-verbal spécial, déduction faite des frais, est remis ou envoyé aux héritiers dans la même forme que les autres valeurs laissées par les décédés.

Remise des mandats à la poste.

966. Les mandats ou bons de poste sont remis au receveur des postes de la localité, qui en délivre deux récépissés : l'un est transmis aux héritiers par les soins de l'officier d'administration gestionnaire, et l'autre est conservé pour être mis à l'appui du compte de destination. Il appartient aux héritiers de poursuivre le remboursement des mandats au bureau de poste expéditeur.

967. Les mandats ou bons de poste non réclamés par les héritiers à l'administration des postes dans les délais légaux tombent sous le coup de la prescription réglementée par ce département.

Compte annuel de destination.

968. A la fin de chaque année ou de gestion, l'officier d'administration gestionnaire justifie de la destination donnée aux effets provenant des malades décédés au moyen d'un compte particulier appelé « Compte annuel de destination ».

969. Ce compte se divise en trois parties :

1º Effets d'habillement, de grand équipement et d'armement remis aux corps auxquels appartiennent les militaires décédés, ou à différents services ;

2º Argent, bijoux et effets de propriété particulière remis aux héritiers ou à leurs fondés de pouvoirs ;

3° Sommes et valeurs non retirées par les ayants droits et versées à la Caisse des dépôts et consignations.

970. Chaque partie est justifiée par les pièces suivantes placées dans des bordereaux distincts, savoir :

1re partie : Factures de livraison ou d'expédition ;

2e partie : Certificats d'hérédité comportant récépissé des parties prenantes ;

3e partie : Expéditions du procès-verbal de vente, revêtues du récépissé du payeur.

971. Le compte annuel de destination est établi en double expédition et remis au médecin-chef, dans le délai de trente jours après l'expiration de l'année ou de la gestion.

972. Le médecin-chef, après l'avoir visé, transmet les deux expéditions et les pièces à l'appui au directeur du service de santé. Après vérification, une expédition est transmise au Ministre et l'autre conservée par le directeur. Les pièces sont renvoyées à l'officier d'administration gestionnaire pour être déposées dans les archives de l'établissement.

973. Ces pièces sont conservées pendant cinq années, après quoi elles sont détruites ou remises aux Domaines pour être vendues.

Registre des successions.

974. Le registre des successions est destiné à l'inscription des effets, valeurs et objets de toute sorte laissés par les décédés.

975. On trouve les éléments des inscriptions à y faire :

1° Sur le carnet-inventaire en ce qui concerne les valeurs et effets trouvés au lit du décédé ;

2° Sur le registre des entrées, qui fait connaître les numéros des dépôts de valeurs, bijoux, etc., effectués par le décédé, soit à son entrée, soit pendant son séjour à l'hôpital ;

3° Sur le registre à souche des dépôts ;

4° Sur le registre des effets déposés.

976. Ces transcriptions faites on trouve, groupés sur un même registre, les valeurs, effets et objets de toute nature laissés par les décédés et dont il reste à assurer la destination.

977. Les effets, valeurs et objets sont divisés en deux catégories :

1° Effets appartenant à l'Etat, comprenant les effets d'habillement, de grand et de petit équipement, etc. ;

2° Effets de propriété particulière, valeurs et objets divers appartenant aux décédés et composant leur succession.

978. S'il a été trouvé un testament, mention est faite sur ce registre de la date de l'acte de dépôt au greffe du tribunal civil, ainsi que du nom et de la demeure du notaire auquel le président du tribunal a renvoyé ledit testament.

II. Comptabilité des valeurs et effets des militaires décédés en campagne.

979. En campagne, le bureau de comptabilité et de renseignements est chargé de la liquidation des successions.

980. Les effets des militaires décédés et leur appartenant en propre sont, après avoir été désinfectés, emballés séparément pour chaque succession et expédiés par la voie la plus sûre et la plus directe au bureau de comptabilité et de renseignements.

981. Chaque envoi est accompagné d'un relevé des successions établi en double expédition et renfermant tous les renseignements qui figurent au carnet des successions. Une expédition, revêtue du récépissé de l'officier d'administration chargé de la liquidation des successions, est renvoyée à l'officier d'administration gestionnaire dans le plus bref délai.

Remise des armes et des effets.

982. Les malades et les blessés apportent leurs effets et leurs armes dans les formations sanitaires. Ils ne doivent pas y apporter leurs munitions; celles qui seraient apportées par erreur sont versées le plus tôt possible à l'artillerie.

983. Les armes des décédés sont versées au service de l'artillerie.

984. Les effets de l'habillement et du campement laissés par les décédés sont versés dans les magasins du service de l'habillement le plus proche désigné par le service de l'intendance.

985. Les versements des armes et des effets sont justifiés par le récépissé des parties prenantes au bas des factures de livraison ou d'expédition.

Versement des valeurs à la Caisse des dépôts et consignations.

986. Les sommes laissées par les décédés et appartenant aux héritiers sont toujours versées entre les mains du payeur, au titre de la Caisse des dépôts et consignations, sur un bordereau établi en double expédition, dont une, revêtue du récépissé du payeur, est rendue à l'officier d'administration gestionnaire pour être envoyée au bureau de comptabilité avec le relevé des successions.

987. Le payeur délivre, en outre, un récépissé à talon distinct pour chaque succession. Les bordereaux sont établis distinctement pour la marine et pour chaque ministère.

Remise des mandats ou bons de poste.

988. Les mandats ou bons de poste doivent faire retour à l'expéditeur. A cet effet, ils sont versés entre les mains du payeur sur un état nominatif établi, pour chaque succession, en double expédition dont une, revêtue du récépissé du payeur, est rendue à l'officier d'administration gestionnaire, qui la transmet au bureau de comptabilité avec le bordereau des sommes versées et le relevé des successions.

Carnet des successions.

989. Le carnet des successions est tenu dans chaque formation sanitaire ; il est divisé en quatre chapitres :

1º Objets, papiers et valeurs dépendant de chaque succession et appartenant aux héritiers;

2º Compte numérique des effets du service de l'habillement et du campement en dépôt;

3º Compte numérique des armes en dépôt;

4º Objets, papiers et valeurs appartenant à l'Etat et qui doivent être remis au commandement.

990. Ce carnet fait mention, au chapitre Ier, de la date des versements des fonds au payeur, de l'envoi des successions au bureau de comptabilité, du récépissé donné par ce même bureau de comptabilité, du numéro et de la date du récépissé délivré par la Caisse des dépôts et consignations.

991. Le chapitre II tient lieu de main courante; les effets d'habillement et de campement en dépôt sont portés en entrée lors des décès. Lorsqu'on fait un versement dans les magasins administratifs, on totalise et on porte sur une seule ligne les sorties ressortissant des factures de livraisons numériques. La balance des entrées et des sorties donne les restants en magasin au jour du versement.

992. Il est opéré de la même façon pour les armes figurant au chapitre III.

993. Le chapitre IV ne fait mention que des papiers et valeurs laissés par les officiers décédés et appartenant à l'Etat ou dont il importe à celui-ci d'avoir connaissance.

994. On inscrit le nom de l'officier décédé et la date du décès, le détail des papiers et valeurs, la destination donnée, la date et la signature du récépissé.

LIGNE DE RÉAPPROVISIONNEMENT D'UN CORPS D'ARMÉE

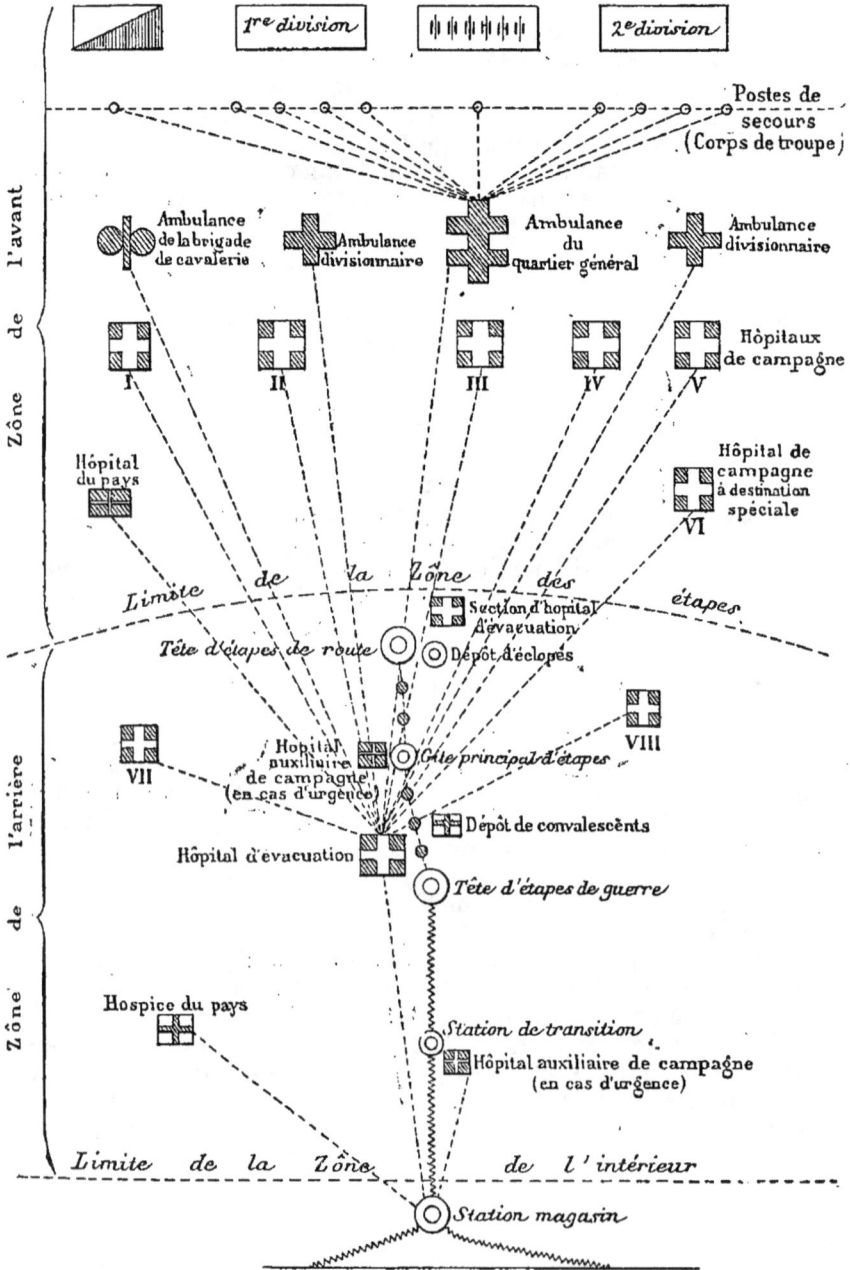

Légende :

- 1re division
- 2e division

Postes de secours (Corps de troupe)

Ambulance de la brigade de cavalerie

Ambulance divisionnaire

Ambulance du quartier général

Ambulance divisionnaire

Hôpitaux de campagne

I II III IV V

Hôpital du pays

Hôpital de campagne à destination spéciale

VI

Limite de la Zône des étapes

Section d'hôpital d'évacuation

Tête d'étapes de route

Dépôt d'éclopés

Hôpital auxiliaire de campagne (en cas d'urgence)

VII

Gîte principal d'étapes

VIII

Dépôt de convalescents

Hôpital d'évacuation

Tête d'étapes de guerre

Hospice du pays

Station de transition

Hôpital auxiliaire de campagne (en cas d'urgence)

Limite de la Zône de l'intérieur

Station magasin

Zône de l'avant

Zône de l'arrière

CHAPITRE XI

I. Ravitaillement en campagne.

995. *Vivres.* — L'alimentation des malades et des blessés est assurée au moyen des ressources disponibles dans les approvisionnements ou que l'on peut se procurer sur place.

996. Les ambulances emportent avec elles :

1° Deux jours de vivres du sac et un jour d'avoine ;

2° Deux jours de vivres régimentaires et deux jours d'avoine.

997. Les vivres du sac sont portés par les hommes ; ceux des officiers sont placés dans les cantines à vivres. Les vivres régimentaires sont transportés par deux fourgons à vivres.

998. Les vivres régimentaires des hôpitaux de campagne sont transportés sur les voitures du personnel ou sur un fourgon ordinaire pour vivres. Les formations sanitaires n'ont pas de voitures de boucherie. La viande des ambulances est portée par celle des sections de munitions et, éventuellement, par des voitures de l'ambulance. Celle des hôpitaux de campagne est transportée, s'il y a lieu, par une voiture de réquisition.

999. *Matériel.* — Le service de santé est chargé de prévoir les besoins en matériel.

1.000. Le commandement donne les ordres nécessaires pour la constitution de ce matériel aux lieux assignés.

1.001. *Moyens de réapprovisionnement.* — Les différents moyens de réapprovisionnement sont les suivants :

1° Expéditions des stations-magasins ;

2° Versements des formations sanitaires ;

3° Achats sur place et achats sur marché ;

4° Réquisitions ;

5° Cessions ;

6° Prêts ;

7° Dons ;

8° Prises sur l'ennemi.

1002. La ligne de réapprovisionnement d'un corps d'armée peut se résumer ainsi :

Les postes de secours se réapprovisionnent, en médicaments, objets de pansement et en matériel, à l'ambulance du quartier général ;

Les ambulances, les hôpitaux de campagne, les hôpitaux du pays, les dépôts d'éclopés et de convalescents, se réapprovisionnent à l'hôpital d'évacuation ;

Enfin, l'hôpital d'évacuation se réapprovisionne à la station-magasin.

1003. En cas d'urgence, les hôpitaux auxiliaires relevant des sociétés de secours peuvent être réapprovisionnés à l'aide des ressources de l'armée et notamment par les stations-magasins.

II. Magasins centraux.

1004. Les magasins centraux sont placés, à l'intérieur du territoire, sous l'autorité immédiate du Ministre de la guerre, qui règle leur fonctionnement ainsi que les approvisionnements à constituer et à entretenir dans chacun d'eux.

1005. Le Ministre dispose seul du matériel et des approvisionnements emmagasinés dans ces établissements.

1006. Les magasins d'approvisionnement comprennent:

1° Les pharmacies d'approvisionnement;
2° Les magasins du matériel.

Les magasins centraux alimentent les stations-magasins et les dépôts de matériel.

III. Stations-Magasins.

1007. Les stations-magasins situées en dehors de la zone des étapes relèvent, administrativement, des services du territoire, mais les approvisionnements qui y sont réunis sont à l'entière disposition du directeur des étapes de l'armée à laquelle ces stations sont affectées.

1008. Celles situées dans la zone des étapes relèvent administrativement des services de l'armée.

1009. L'approvisionnement de chaque station-magasin est déterminé par le Ministre.

1010. Il comprend notamment:

1° Des approvisionnements de réserve pour station-magasin ;
2° Des approvisionnements d'ambulance n° 1 pour quartier général et division d'infanterie;
3° Des approvisionnements d'hôpital de campagne.

L'approvisionnement de réserve pour station-magasin se compose de:

1° Un approvisionnement de réserve de médicaments ;

2° Deux approvisionnements de réserve de pansements ;

3° Un chargement de voitures d'approvisionnement de réserve pour corps de troupe ;

4° Des objets de couchage, de linge, des effets, des brancards, etc.

1010 *bis.* Les stations-magasins réapprovisionnent les hôpitaux d'évacuation.

1011. Les approvisionnements sont destinés, quelle que soit leur origine et sans distinction de corps, au service de l'armée pour laquelle ils sont réunis.

1012. L'officier d'administration gestionnaire établit, tous les matins, la situation sommaire du matériel (modèle n° 13) en triple expédition : une pour le chef du service de santé des étapes, une pour le directeur des étapes, une pour le directeur général des chemins de fer et des étapes.

1013. Les prescriptions du règlement sur le service de santé en campagne, relatives à la gestion et à la comptabilité dans les formations sanitaires, ne sont pas applicables aux stations-magasins.

1014. Les expéditions sont justifiées comme à l'intérieur. Toutefois, le récépissé du transporteur peut être admis à la décharge de l'expéditeur lorsque le destinataire n'a pas reçu les objets expédiés par suite d'événements de guerre dûment constatés. Il est établi des factures distinctes pour les objets de consommation et pour le matériel.

IV. Dépôt de matériel.

1015. A la station-magasin de chaque armée se trouve un dépôt de matériel comprenant des unités collectives, des sous-unités collectives, des objets isolés, ainsi qu'une réserve d'imprimés.

Un emplacement est toujours réservé pour les dons provenant des particuliers, des sociétés d'assistance, et pour les objets provenant des prises sur l'ennemi.

1016. Le Ministre de la guerre détermine la fixation de ces dépôts au cours des opérations ; ces fixations sont réglées conformément aux prescriptions du règlement sur le service des étapes du 20 novembre 1889.

1017. Des dépôts intermédiaires peuvent être établis entre la station-magasin et l'armée sur les lignes d'étapes, si la nécessité en est reconnue. Le général en chef en détermine l'emplacement et la fixation, sur la proposition du directeur du service de santé.

V. Réserve d'approvisionnement constituée à l'hôpital d'évacuation.

1018. Il est constitué à l'hôpital d'évacuation une réserve d'unités et de sous-unités collectives qui servent à réapprovisionner les ambulances, les hôpitaux de campagne, les dépôts de convalescents et les dépôts d'éclopés.

1019. Ainsi qu'on l'a vu dans un précédent chapitre, cette réserve comprend :

1° Deux approvisionnements de réserve de médicaments ;

2° Quatre approvisionnements de réserve de pansements ;

3° Un approvisionnement de réserve pour corps de troupe.

1020. L'hôpital d'évacuation se réapprovisionne lui-même à la station-magasin.

Les formations sanitaires de l'avant établissent des demandes de matériel en double expédition dans la forme prévue par le règlement sur le service de santé à l'intérieur. Ces demandes sont adressées au directeur du service de santé du corps d'armée, qui les fait parvenir à celui de l'armée. Ce dernier approuve la demande et transmet l'une des expéditions au directeur des étapes, qui assure l'envoi du matériel. La deuxième expédition est renvoyée à l'établissement demandeur pour avis. Le directeur du service de santé y mentionne, s'il y a lieu, le matériel qui ne pourrait être expédié et celui qui doit être acheté ou requis sur les lieux.

1021. Lorsqu'il y a urgence, le directeur du service de santé du corps d'armée, ou le médecin-chef du service des étapes, adresse directement les demandes au directeur des étapes.

1022. Il en est de même lorsqu'une demande est la conséquence d'ordres de service émanant du quartier général de l'armée.

L'hôpital d'évacuation adresse les demandes du matériel qui lui est nécessaire au chef du service de santé des étapes ; celui-ci transmet une expédition à la station-magasin pour exécution et renvoie l'autre, approuvée, pour avis.

VI. Réapprovisionnement des corps de troupe par l'ambulance du quartier général.

1023. Les corps de troupe se réapprovisionnent en médicaments, objets de pansement, objets isolés et sous-unités collectives à l'ambulance du quartier général. A cet effet, l'ambulance du quartier général comprend un chargement de voitures d'approvisionnement de réserve pour corps de troupe, transporté sur deux fourgons du service de santé et qui se compose de :

Quatre sacs d'ambulance complets ;

Deux paires de sacoches d'ambulance complètes ;

Quatre paniers régimentaires n° 1 (médicaments);
Six paniers régimentaires n° 2 (opérations);
Seize paniers régimentaires n° 3 (pansements);
Quatre lanternes marines;
Soixante musettes à pansements complètes;
Vingt fanions dont dix de neutralité et dix nationaux;
Vingt bidons de 1 litre;
Deux tonnelets en bois de 30 litres;
Deux bidons de 10 litres;
Deux collections d'attaches.

1024. Au fur et à mesure des besoins, les corps établissent des demandes en simple expédition qui sont visées pour exécution par le directeur du service de santé du corps d'armée. Lorsqu'il s'agit du remplacement d'une unité collective, les demandes sont transmises au directeur des étapes, qui en prescrit l'envoi par l'hôpital d'évacuation.

1025. Quand la chose est possible et aussi en cas d'urgence, les corps se réapprovisionnent par voie d'achats sur place sans autorisation préalable et par réquisition.

VII. Achats sur place.

1026. Les achats sur place s'appliquent aux objets de consommation et, s'il y a lieu, aux divers objets de matériel. Ils sont effectués par l'officier d'administration gestionnaire, sous sa responsabilité et à prix débattu.

1027. Les achats de médicaments ou d'objets de matériel proprement dit n'ont lieu que sur l'autorisation du médecin-chef; mention en est faite à la section IV du carnet administratif.

1028. Les achats de toute nature sont justifiés au moyen de factures quittancées extraites d'un carnet à souche.

1029. Le fournisseur donne son acquit sur la facture et, pour ordre, sur la souche. Si le fournisseur déclare ne savoir signer, le paiement est effectué en présence de deux témoins qui signent à sa place. Ces deux pièces sont certifiées par l'officier d'administration gestionnaire. La facture quittancée est remise au payeur et la souche est envoyée, en fin de trimestre, au bureau de comptabilité et de renseignements avec la deuxième expédition du bordereau des pièces et quittances remises au payeur.

1030. Lorsqu'il s'agit d'un achat de matériel, il est établi un duplicata de la facture sans talon (n° 362 *bis* de la nomenclature); ce duplicata appuie le compte de gestion en matières, la souche restant adhérente au carnet.

1031. Pour les achats de médicaments, le pharmacien donne récépissé au verso de la souche.

1032. Le médecin-chef donne récépissé de la même manière pour les objets de pansement.

1033. Les achats journaliers dont la valeur n'excède pas 20 francs sont justifiés au moyen d'un bordereau récapitulatif à talon (n° 363 de la nomenclature) certifié par l'officier d'administration gestionnaire. Ce bordereau est établi à des époques indéterminées sans comprendre cependant des dépenses afférentes à plusieurs mois.

VIII. Cessions.

1034. Les denrées et liquides nécessaires à l'alimentation des malades et blessés sont demandés au service des subsistances, sur la production de bons extraits d'un carnet à souche tenu distinctement par trimestre.

1035. Les bons sont récapitulés mensuellement par l'officier d'administration comptable des subsistances dans des factures de livraison, dont l'une justifie l'entrée au livret mensuel des objets de consommation.

1036. D'autres cessions peuvent être demandées aux autres services de l'armée, au fur et à mesure des besoins; elles ont lieu également sur bons et sont justifiées par des factures.

IX. Réquisitions.

1037. Les réquisitions ont lieu quand on ne peut acheter sur place; elles s'appliquent notamment aux denrées et objets de consommation, à la nourriture chez l'habitant, au matériel proprement dit, et, exceptionnellement, aux médicaments et aux objets de pansement.

1038. Sur le territoire national, elles sont effectuées et régularisées d'après les formes prévues par la loi du 3 juillet 1877 et le décret du 2 août suivant.

1039. En pays ennemi, on se conforme aux ordres du général en chef : les réquisitions y sont exercées et constatées autant que possible en suivant les règles tracées pour celles en territoire national.

1040. Le droit de requérir est délégué par le général commandant au médecin-chef de chaque formation sanitaire, et par celui-ci, à un médecin en sous-ordre, à l'officier d'administration gestionnaire et à l'officier commandant le détachement du train.

1041. Il est délivré à l'officier appelé à exercer des réquisitions un carnet d'ordres de réquisition et un carnet des prestations reçues.

1042. Les entrées provenant de réquisitions sont inscrites soit au livret mensuel, soit au carnet du matériel; elles sont justifiées par les souches du carnet de reçus.

1043. Toute réquisition doit être adressée à la commune; elle

est notifiée au maire. Toutefois, si aucun membre de la munici-
palité ne se trouve au siège de la commune, ou si une réquisition
urgente est nécessaire sur un point éloigné du siège de la commune et qu'il soit impossible de la notifier régulièrement, la réquisition peut être adressée directement par l'autorité militaire aux
habitants.

1044. Lorsque les autorités locales ne défèrent pas aux ordres
de réquisition ou si elles ont pris la fuite, les réquisitions sont
exercées de vive force. Ce procédé n'est employé qu'en cas d'absolue nécessité.

1045. Il est établi autant que possible des tarifs de réquisitions
applicables à une zone déterminée, notamment pour les denrées
alimentaires, les combustibles et les moyens de transport.

1046. Il arrive quelquefois que, après avoir reçu et exécuté un
ordre de réquisition, les autorités locales demandent la transformation de cette réquisition en achat à l'amiable, afin de bénéficier
du paiement immédiat. Cette opération peut être consentie sous
la condition que l'ordre de réquisition soit restitué et que les reçus
des prestations fournies n'aient pas été délivrés. Cet ordre est
annexé au carnet à souche des ordres de réquisition, en ayant
soin de mentionner que la réquisition a été convertie en achat.

1047. Autant que possible, le gros matériel requis en vue de
l'installation d'un service momentané doit être demandé comme
fourniture temporaire à restituer en fin de service. Il en est dressé
une estimation contradictoire entre le requérant et le représentant
de l'autorité locale pour servir à l'appréciation des moins-values
s'il y a lieu ; cette estimation est mentionnée sur le reçu des prestations requises.

X. Dons.

1048. Les dons recueillis par les sociétés d'assistance ou provenant de particuliers et destinés à l'armée sont, autant que possible, centralisés par les soins des délégués régionaux.

1049. Les remèdes secrets ne sont pas acceptés.

1050. Ces délégués soumettent au commandant de la gare de
rassemblement l'état des envois à titre de contrôle, afin d'éviter,
s'il y a lieu, les transports inutiles.

1051. La lettre de voiture qui accompagne chaque envoi porte
l'indication du contenu, du point de départ et de la destination ;
ces indications sont reproduites sur chaque colis.

1052. Ces envois sont dirigés sur les stations-magasins et placés
dans les locaux réservés aux approvisionnements du service de
santé.

1053. Ils sont pris en charge par l'officier d'administration gestionnaire.

1054. Ces dons reçoivent leur destination définitive d'après les
indications du directeur du service de santé de l'armée.

XI. Prises de guerre.

1055. Les objets de consommation ou le matériel provenant des prises sur l'ennemi attribuées au service de santé par l'ordre du commandement, sont pris en charge par l'officier d'administration gestionnaire, après que ces objets ont été vérifiés et acceptés.

1056. Ils figurent en entrée soit au livret mensuel, soit au carnet du matériel, sous le titre auquel ils se rapportent, ou sous une désignation spéciale s'il y a lieu.

XII. Fonctions de l'officier d'approvisionnement.

1057. Les officiers d'approvisionnement concourent à l'exécution générale du service d'alimentation. Leur institution a pour but de mettre chaque service à même d'assurer directement les distributions journalières aux unités ou parties prenantes de ce service, et, en outre, de contribuer à l'exploitation des ressources locales sous les ordres du commandement.

1058. Il y a deux catégories d'officiers d'approvisionnement :

1° Ceux des corps de troupe ;

2° Ceux des quartiers généraux, des ambulances et des hôpitaux de campagne.

1059. Dans les ambulances de quartier général, de division d'infanterie ou de cavalerie, ainsi que dans les hôpitaux de campagne, les fonctions d'officier d'approvisionnement sont remplies par un des officiers d'administration adjoints au gestionnaire.

1060. Il n'est pas affecté d'officier d'approvisionnement à l'ambulance de la brigade de cavalerie. Le service est assuré directement par l'officier d'administration gestionnaire de cette formation sanitaire.

1061. Les officiers d'approvisionnement des ambulances sont montés. Le personnel en sous-ordre mis à leur disposition est prélevé sur le détachement d'infirmiers.

1062. Les officiers d'approvisionnement de l'ambulance du quartier général et des hôpitaux de campagne opèrent comme gérants d'annexe du convoi administratif du quartier général ; ceux des ambulances divisionnaires opèrent comme gérants d'annexe du convoi administratif de la division.

1063. L'officier d'approvisionnement a un double rôle qui comprend :

1° La prise en charge, la garde et la conservation du matériel et des denrées, la distribution aux parties prenantes;

2° Le réapprovisionnement des convois régimentaires de vivres attachés aux formations sanitaires, soit par prélèvement sur les convois administratifs, soit par achats ou par réquisitions.

1064. Comme distributeur, il ne dépend que de son chef de service.

1065. Comme pourvoyeur, c'est-à-dire chargé de trouver des ressources alimentaires, il reçoit du sous-intendant militaire, pour l'application des ordres du commandement relatifs à l'alimentation, les instructions d'ordre administratif sur les mesures à prendre dans les éventualités à prévoir.

1066. Autant que possible, les officiers d'approvisionnement marchent avec le campement à l'avant-garde, de façon à exploiter sans retard les ressources des cantonnements.

1067. Ils reçoivent une indemnité de gestion et de frais de bureau payable mensuellement et à terme échu au titre du service de la solde, savoir :

Ambulance du quartier général...........	1 fr. 50 par jour.	
— de division d'infanterie.	}	
— — de cavalerie.......	} 1 fr. » —	
Hôpitaux de campagne..................	}	

1068. Les officiers d'approvisionnement de l'ambulance du quartier général et des hôpitaux de campagne reçoivent des avances en argent du comptable du convoi administratif du quartier général.

1069. Ceux des ambulances divisionnaires reçoivent des avances des comptables des convois administratifs des divisions.

1070. Les achats ont lieu à l'amiable et sont payés comptant. Les officiers d'approvisionnement traitent directement avec les vendeurs.

1071. Les prix de la mercuriale servent de base, sauf à les augmenter légèrement s'il est nécessaire. S'il est établi des tarifs de réquisitions, ce sont ces tarifs qui servent de base.

1072. L'achat est constaté par une facture si le montant dépasse 10 francs, et par une quittance si le montant est égal ou inférieur à 10 francs.

1073. Les factures et les quittances portent l'acquit du fournisseur, la prise en charge de l'officier d'approvisionnement, et sont soumises au visa du sous-intendant militaire.

1074. Si le fournisseur est illettré, la déclaration en est faite sur la facture ou quittance et signée de l'officier d'approvisionnement et par deux témoins, décret du 2 novembre 1892.

1075. Les timbres de dimension et de quittance cessent d'être exigibles aux armées actives opérant à l'étranger lorsque les factures timbrées sont épuisées et qu'il n'existe sur place aucune autorité française qui puisse remplir les formalités du timbre.

1076. Le paiement des fournitures est fait, après livraison, par l'officier d'approvisionnement entre les mains du signataire des factures ou quittances.

1077. Pour l'exécution des réquisitions, chaque officier d'approvisionnement est pourvu d'un carnet d'ordres de réquisition et d'un carnet de reçus des prestations requises.

1078. Les carnets d'ordres de réquisition sont délivrés par le commandement.

1079. Les carnets de reçus pour prestations fournies par réquisition sont délivrés par les fonctionnaires de l'intendance.

1080. Toute réquisition doit être adressée à la commune et notifiée au Maire; en l'absence du maire ou sur un point éloigné, elle peut être adressée directement aux habitants. Les réquisitions ne doivent porter que sur les ressources disponibles sans les absorber complètement.

1081. Ne sont pas considérés comme disponibles : les vivres de la famille pour trois jours; les grains ou autres denrées alimentaires qui se trouvent dans un établissement agricole, industriel ou autre, et ne dépassant pas la consommation de huit jours; les fourrages pour quinze jours.

1082. Les officiers d'approvisionnement doivent toujours délivrer un reçu des prestations requises, détaché du carnet à souche.

1083. Normalement, la viande fraiche est distribuée directement par le service des subsistances; en cas d'empêchement, les officiers d'approvisionnement y pourvoient :

1° Par des achats ou réquisitions de viande abattue par le commerce local ;

2° Par des abats d'animaux requis ou achetés suivant les ordres donnés ;

3° Par des abats d'animaux livrés par l'administration.

1084. Le combustible, le foin et la paille sont le plus ordinairement demandés sur les lieux par achats ou par réquisition.

1085. La nourriture chez l'habitant est ordinairement demandée par voie de réquisition; elle peut aussi être donnée à la suite de convention amiable, et, dans ce cas, elle est assimilée aux achats.

1086. Les officiers d'approvisionnement des ambulances et des hôpitaux de campagne, opérant comme gérants d'annexes des convois administratifs, sont assujettis aux règles générales du service des subsistances.

1087. Les bons de vivres, chauffage et fourrages produits par les officiers sans troupe sont extraits d'un carnet à souche dont est pourvu chacun d'eux; ces bons peuvent être collectifs, mais le nom des diverses parties prenantes est indiqué au verso.

1088. En raison de la variété de la composition des rations, les bons font ressortir le poids de chaque denrée distribuée et, en outre, pour mémoire, le nombre des rations correspondantes. Le comptable et les gérants d'annexes ne portent que les quantités en poids, soit sur leurs registres de distributions, soit sur leurs bons totaux.

1089. Chaque officier d'approvisionnement gérant d'annexe tient les registres ci-après :

1° Le registre-journal des recettes et des dépenses ;
2° Le journal de l'officier d'approvisionnement ;
3° Un livret des bulletins à souche de versement ;
4° Un registre à souche des récépissés comptables ;
5° Un registre à souche des denrées distribuées à titre onéreux ;
6° Un journal des mouvements d'entrées et de sorties.

Enfin il est pourvu des formules imprimées nécessaires pour établir les pièces de comptabilité qu'il doit produire.

1090. *Avance de fonds.* — Le comptable des subsistances met à la disposition des officiers d'approvisionnement une somme déterminée selon l'importance du service, pour servir au paiement :

1° Des dépenses d'exploitation ;
2° Des achats sur place ;
3° Des réquisitions, mais seulement hors du territoire national, et quand il y a lieu.

La somme ainsi déterminée pour chaque service constitue une avance permanente et, autant que possible, constante.

1091. *Justifications des dépenses.* — Les officiers d'approvisionnement donnent reçu des sommes ainsi avancées, s'en portent en recette, et se créditent des sommes qu'ils ont payées.

1092. *Remboursement des dépenses faites.* — Aussi souvent qu'il est nécessaire, les officiers d'approvisionnement réunissent leurs factures dans un bordereau récapitulatif des achats, les remettent au comptable des subsistances, qui leur en rembourse intégralement le montant, de façon à reconstituer ainsi à son chiffre primitif l'avance permanente de fonds.

1093. *Comptabilité-matières.* — Pour ce qui concerne la comptabilité des matières, les diverses opérations à prévoir sont les suivantes :

Entrées d'ordre : Versements faits par le comptable des subsistances ;

Entrées réelles : Versements faits par un autre comptable, achats sur place, réquisitions sur le territoire français et sur le territoire étranger ;

Sorties d'ordre : Versements sur le magasin du comptable des subsistances ;

Sorties réelles : Versements sur un autre magasin, distributions à titre gratuit, distributions à titre remboursable, pertes diverses, déchets, etc.

XIII. Officier payeur.

1094. L'officier d'administration gestionnaire remplit, dans les formations sanitaires, les fonctions d'officier payeur en ce qui concerne le personnel, à l'exception du détachement du train. En cette qualité, il a les attributions dévolues aux officiers payeurs des corps de troupe par les règlements en vigueur. Il assure principalement la perception de la solde, des vivres, des fourrages et du chauffage.

1095. A cet effet, il tient le contrôle trimestriel des officiers et des chevaux.

1096. Le 24 de chaque mois il établit les états de mutations des officiers, appuyés des pièces justificatives. Il dresse en même temps l'état mensuel d'effectifs et de mutations des chevaux. Il envoie le tout au sous-intendant militaire.

1097. Le 1er de chaque mois, le sous-intendant militaire adresse au chef de service les mandats individuels de paiement; ces mandats sont renfermés dans un bordereau, lequel, revêtu du récépissé du chef de service, est retourné sans délai au sous-intendant militaire.

1098. Les mandats individuels, dûment acquittés par les titulaires, sont présentés au paiement en bloc par l'officier d'administration gestionnaire, qui demeure chargé de remettre à chaque officier le montant de son mandat le jour même de la perception au Trésor et à l'heure fixée par le médecin-chef.

1099. Le paiement des mandats individuels est fait par l'officier gestionnaire à chaque partie prenante, qui lui donne acquit sur un bordereau ou sur un petit carnet.

1100. Les livrets de solde individuels, en usage pour les officiers sans troupe, sont remis mensuellement, par les titulaires, à l'officier d'administration gestionnaire, pour être présentés au payeur qui y inscrit la mention du paiement.

1101. Ces livrets sont restitués aux titulaires au moment du paiement de leur solde.

1102. Le traitement de la Légion d'honneur est payé, de la même façon que la solde, sur un bordereau distinct.

1103. Les certificats de vie des membres de la Légion d'honneur sont préparés par l'officier d'administration gestionnaire et adressés au sous-intendant militaire aux époques prescrites (1er juin et 1er décembre), revêtus de la signature des intéressés.

1104. L'officier d'administration gestionnaire établit, aux époques fixées, les bons de distribution collectifs détachés d'un carnet à souche, distinctement pour les vivres, les fourrages et le chauffage.

1105. Pour faciliter la perception des prestations en nature, il peut faire usage de tickets de distribution délivrés sur la présentation d'un bon collectif établi pour une période indéterminée, mais qui est habituellement de cinq jours. (Instr. du 11 janvier 1893 sur le service de l'alimentation en campagne.)

1106. Le 1er de chaque mois, l'officier d'administration gestionnaire produit au sous-intendant militaire une situation numérique faisant ressortir journellement le nombre de rations de vivres, de fourrages et de chauffage auxquelles le groupe a eu droit pendant le mois précédent.

1107. Les perceptions à titre remboursable, lorsqu'elles ont été autorisées par le commandement, ont lieu sur des bons collectifs spéciaux établis sur du papier de couleur verte, après que chaque partie prenante a versé le montant de ses rations entre les mains de l'officier d'administration gestionnaire.

CHAPITRE XII

COMPTABILITÉ EN DENIERS ET CONSOMMATIONS

1108. La comptabilité en deniers a pour objet la justification des recettes et dépenses résultant de l'exécution du service.

1109. Elle est régie par le règlement sur la comptabilité publique de la guerre du 3 avril 1869, et par celui du 25 novembre 1889 sur le service de santé à l'intérieur.

I. Demandes d'avances de fonds.

1110. Les hôpitaux et les autres établissements du service de santé sont régis par économie. Pour faciliter l'exploitation du service, des avances sont faites à chaque officier gestionnaire dans la limite de 20.000 francs à l'intérieur et de 35.000 francs aux armées et en Algérie.

1111. Aux armées, ce chiffre peut être dépassé, en vertu de dispositions particulières concertées entre les deux ministères de la guerre et des finances, et sur l'ordre du général en chef.

1112. La première avance s'obtient sur demande spéciale adressée par l'officier d'administration gestionnaire au directeur du service de santé.

1113. Les avances subséquentes s'obtiennent sur la demande de l'officier d'administration gestionnaire, faisant ressortir le chiffre total des avances déjà reçues au titre du trimestre.

1114. Il ne peut être délivré de nouvelle avance à l'officier d'administration gestionnaire qui n'a pas justifié d'une avance antérieure dans les délais réglementaires. Toutefois, si ces délais ne sont pas expirés, il peut obtenir une nouvelle avance pourvu que l'ensemble des sommes reçues et demandées n'excède pas le maximum des sommes fixées.

1115. Le directeur du service de santé ordonnance la somme demandée en un mandat individuel au nom de l'officier d'administration gestionnaire. Celui-ci se présente au Trésor et reçoit le montant du mandat; mention du paiement est portée par le payeur sur le carnet des avances de fonds.

1116. C'est de la date du paiement que courent les délais de justification.

II. Justification des avances.

1117. Les délais de justification d'emploi des avances ou portion d'avance sont de trente jours à l'intérieur et de quarante-cinq jours à l'armée, en Algérie et en Tunisie. Par arrêté ministériel du 20 mai 1893, ces délais ont été portés à quatre-vingt-dix jours dans l'extrème sud algérien et l'extrème sud de la régence de Tunis.

1118. La justification s'effectue en récapitulant les pièces de dépenses dans un bordereau des pièces et quittances établi en double expédition, lequel est soumis à la vérification du directeur du service de santé et renvoyé ensuite à l'officier d'adminis-tration gestionnaire. Une expédition est adressée au payeur avec les pièces originales; l'autre, revêtue du récépissé de cet agent du Trésor, est conservée pour être mise à l'appui de la comptabilité trimestrielle en deniers et de la liquidation définitive de la dépense.

1119. Il est établi des justifications distinctes pour les achats du matériel (dépenses de la 1re section) sans qu'il soit nécessaire de faire des demandes d'avances spéciales pour les dépenses de cette nature.

1120. En cas de retard dans la production des justifications, le payeur s'adresse au directeur du service de santé, qui prend telles mesures qu'il juge nécessaires pour couvrir sa responsabilité.

1121. Le montant de toute avance ou portion d'avance dont l'emploi ne serait pas justifié dans les délais est immédiatement reversé au Trésor, et le récépissé est mis à l'appui du bordereau des pièces et quittances.

1122. Si les pièces justificatives accusent un chiffre plus élevé que celui de l'avance, l'excédent de justification est reporté sur l'avance subséquente.

1123. En fin de trimestre, d'année et de gestion, les avances et les justifications doivent être mises en concordance.

1124. *Emploi des avances.* — Les avances ne doivent servir qu'à acquitter les dépenses de peu d'importance se soldant immé-diatement, notamment celles qui n'ont pas été l'objet d'un marché.

1125. Ces dépenses sont justifiées, savoir :

1° Achats sur le marché, par un bordereau d'achats sur place ;

2° Achats sur factures, par les factures ou quittances du four-nisseur ;

3° Primes et salaires, par un extrait du registre-contrôle appuyé de l'extrait du carnet du linge blanchi et du relevé du linge réparé ;

4° Sommes acquises aux sœurs, par un état émargé ;

5° Inhumations, par un état émargé appuyé des reçus des dépêches télégraphiques ;

6° Indemnités diverses, par un état émargé.

D'une manière générale, toute dépense doit donner lieu à l'établissement d'une pièce justificative.

III. Compte des avances de fonds.

1126. Le compte des avances de fonds (modèle n° 36, annexé au règlement du 3 avril 1869) est coté et parafé par le directeur du service de santé ; il se divise en deux parties et présente, d'un côté, le détail des avances inscrites par le payeur lui-même, et, de l'autre, les paiements effectués et les dépenses justifiées par l'officier d'administration gestionnaire

1127. Ce compte est balancé en fin de trimestre. Il doit toujours être en concordance parfaite avec le registre-journal des recettes et des dépenses. En fin d'année ou de gestion, il doit être vérifié et arrêté par le directeur du service de santé et déposé dans les archives de l'hôpital.

IV. Journal de caisse.

1128. L'officier d'administration gestionnaire inscrit journellement, sur le registre-journal des recettes et des dépenses, les opérations de caisse réellement consommées.

1129. Il porte au débit toutes les recettes, au crédit toutes les dépenses effectuées. Les recettes et les dépenses sont détaillées afin de pouvoir, le cas échéant, reconstituer les pièces originales.

1130. Il existe une série annuelle de numéros d'ordre par nature d'opérations.

1131. Ce registre est tenu sans surcharges ni interlignes ; les grattages sont formellement interdits ; les ratures indispensables doivent laisser apparents les mots ou les chiffres rayés.

1132. Le journal de caisse est balancé en fin de trimestre.

V. Compte trimestriel en deniers et en consommation.

1133. Le compte trimestriel en deniers et en consommations se divise en deux parties :

1° Le compte en deniers ;

2° Le compte en consommations.

1134. Le compte en deniers comprend les recettes et les dépenses effectuées pendant le trimestre.

1135. Les recettes consistent en mandats d'avances émis au nom de l'officier gestionnaire et en mandats directs délivrés aux fournisseurs par le directeur du service de santé.

1136. Les dépenses sont détaillées par rubriques, dans l'ordre de la nomenclature, en distinguant les dépenses réglées par l'officier d'administration gestionnaire et celles payées sur mandats directs du directeur.

1137. Le total de ces dépenses doit être en concordance avec les recettes ; s'il y a une différence, on en indique les motifs ainsi que la somme restant à payer.

1138. Le compte en consommation a principalement pour but de faire ressortir le prix de la journée de traitement par catégorie de malades.

1139. Pour arriver à ce résultat, on distingue les dépenses afférentes au prix de la journée et les dépenses non afférentes au prix de la journée.

1140. On entend par dépenses afférentes au prix de la journée celles qui ont été faites pour les malades et à cause d'eux.

1141. On entend par dépenses non afférentes au prix de la journée celles qui sont remboursées au service de santé par voie de versement au Trésor (par exemple, la nourriture des officiers de garde), ou qui figurent dans un autre chapitre (livraisons à la pharmacie qui sont comprises au paragraphe *Médicaments*).

1142. Le compte en consommation est établi par chapitres correspondant aux rubriques comprises sous la dénomination : *Dépenses applicables au prix de la journée,* savoir :

Médicaments ;

Objets de pansement ;

Alimentation ;

Chauffage et éclairage ;

Blanchissage ;

Entretien du matériel, propreté ;

Frais de bureau ;

Sépultures (pour mémoire).

1143. La valeur des médicaments consommés par les malades est indiquée par le pharmacien de l'hôpital au moyen d'une note faisant connaître le prix de journée de la pharmacie.

1144. Le montant des objets de pansement s'obtient en totalisant les trois factures mensuelles.

1145. Pour les autres chapitres, on indique d'abord les restants au premier jour du trimestre, puis les entrées à divers titres par mois, enfin les sorties en distinguant celles non afférentes au prix de la journée et celles afférentes au prix de la journée. Ces dernières seules sont décomptées.

1146. On fait le décompte en argent en prenant pour base les prix des marchés en cours, et, à défaut de marché, le prix moyen des achats sur place effectués pendant le trimestre.

1147. Les décomptes sont totalisés par chapitre et récapitulés dans un tableau final ; en divisant le montant total de la dépense par le nombre de journées de traitement, on obtient le prix moyen de la journée de malade.

1148. Le compte trimestriel en deniers et en consommations est adressé, dans le mois qui suit le trimestre, au directeur du service de santé, qui, après l'avoir vérifié et arrêté, le transmet au Ministre.

1149. On adresse à l'appui de ce compte :

1° Le bordereau trimestriel des mandats directs et les talons des factures ;

2° Les bordereaux des pièces et quittances avec les pièces justificatives.

En communication :

1° Les trois livrets mensuels d'entrées et de sorties ;

2° La note indiquant le prix de journée de la pharmacie ;

3° Les factures de livraison à la chirurgie ;

4° Les relevés des os et issues ;

5° Les relevés des repas, bains, etc., à titre remboursable ;

6° Les bordereaux des médicaments, objets de pansement et matériel expédiés ou délivrés aux corps de troupe et à certaines parties prenantes à charge de remboursement ;

7° La facture des médicaments délivrés aux officiers ainsi qu'aux sous-officiers mariés ;

8° Le relevé du gaz consommé par le personnel de l'hôpital.

VI. Compte annuel en deniers et consommations.

1150. Ce compte est établi en fin d'année ou en fin de gestion.

1151. Il est la récapitulation des quatre comptes trimestriels de l'année et n'est appuyé d'aucune pièce justificative. Il accompagne le compte correspondant du 4° trimestre.

1152. Au prix moyen de la journée on ajoute la moins-value du mobilier imputable à chaque journée (ce renseignement est pris sur l'état d'emploi) et on obtient le prix total de la journée de malade.

VII. Nomenclature des dépenses.

1153. Les dépenses sont classées en deux sections : la première comprend les achats de matériel ou dépenses figurant dans la comptabilité-matières; la deuxième, les dépenses ne figurant pas dans la comptabilité-matières.

1154. Cette classification a pour but de distinguer, sur les pièces de dépenses et dans les comptes-deniers, les achats de matériel, et d'établir la corrélation qui doit toujours exister entre la comptabilité-deniers et la comptabilité-matières.

1155. Dans les hôpitaux, les dépenses comprises dans ces deux sections peuvent se diviser d'une autre manière : en dépenses applicables au prix de la journée et en dépenses non applicables au prix de la journée.

1re *section.* — Dépenses figurant en comptabilité-matières comme entrées à charge de payement.

§ 1er. Achats de médicaments par les pharmacies d'approvisionnement.
§ 2e. Achats d'objets de pansement.
§ 3e. Achats de matériel.

2o *section.* — Dépenses ne figurant pas en comptabilité-matières.

Dépenses applicables au prix de la journée.
§ 1er. Médicaments (achetés sur place).
§ 2e. Pansements.
§ 3e. Alimentation.
§ 4e. Chauffage et éclairage.
§ 5e. Blanchissage.
§ 6e. Entretien et propreté.
§ 7e. Frais de bureau.
§ 8e. Primes des infirmiers.
§ 9e. Salaires des civils.
§ 10e. Indemnités aux sœurs.

Dépenses non applicables au prix de la journée.
§ 11e. Loyers des bâtiments.
§ 12e. Entretien des bâtiments.
§ 13e. Sépultures.
§ 14e. Transport des malades.
§ 15e. Frais d'adjudication.
§ 16e. Entretien de la réserve de guerre.
§ 17e. Frais de confection et transformation.
§ 18e. Frais d'impression, achat d'ouvrages, reliures.
§ 19e. Frais de vaccination.
§ 20e. Dépenses diverses.

Suivant leur mode de justification, les dépenses se distinguent en dépenses payables sur *mandats d'avance* par l'officier d'administration gestionnaire et en dépenses acquittées sur *mandats directs* émis par le directeur au nom des créanciers.

VIII. Livret mensuel.

1156. Le livret mensuel a pour objet de constater, jour par jour, les entrées et les sorties des denrées et objets de consommation non compris dans la comptabilité-matières. Il remplit l'office du compte de gestion pour le matériel.

1157. La séparation du matériel et des objets de consommation dans la comptabilité a été prescrite dans le but de simplifier les comptes-matières et d'en éliminer tous les objets qui ne donnent pas lieu à approvisionnement.

1158. Le livret mensuel comprend deux parties : les entrées et les sorties. Chaque partie est subdivisée en huit paragraphes classés comme il suit :

§ 1er. Médicaments.
§ 2e. Pansements.
§ 3o. Alimentation.
§ 4e. Chauffage et éclairage.
§ 5o. Blanchissage.
§ 6e. Entretien et propreté.
§ 7e. Frais de bureau.
§ 8o. Objets de sépultures.

1159. Les entrées sont enregistrées jour par jour, à l'aide :

1° Du registre de réception de denrées pour les denrées et objets de consommation achetés sur place ou livrés par les fournisseurs en vertu de marchés;

2° Des factures s'il s'agit d'objets expédiés ou livrés par un autre établissement (conserve de julienne, de lait concentré, etc.);

3° De certificats administratifs pour les récoltes de plantes potagères et pour les objets résultant de transformations ou provenant de la comptabilité-matières (douets de propreté, suaires, etc.);

4° Des récépissés comptables pour les livraisons faites par la pharmacie.

1160. Les entrées sont totalisées à la fin de chaque mois, et en y ajoutant les restants au premier jour du mois, on a les quantités dont doit justifier l'officier d'administration gestionnaire.

1161. Les sorties sont inscrites journellement au moyen : de bons particuliers fournis par le pharmacien pour les médicaments, par les médecins traitants pour les objets des pansement; des relevés généraux pour l'alimentation des malades; des menus et du registre d'effectif pour l'alimentation de l'officier de garde et des infirmiers; enfin, des bons des parties prenantes pour les objets d'entretien et de frais de bureau. Ces bons, à l'exception de ceux pour objets d'entretien et de propreté, sont récapitulés dans des factures mensuelles.

1162. En ce qui concerne l'alimentation, on distingue :

1° Le régime des officiers;

2° Le supplément des officiers supérieurs ;

3° Le régime des malades ordinaires ;

4° Le supplément des sous-officiers ;

5° Le régime des officiers de garde ;

6° Le régime des adjudants-élève d'administration ;

7° Le régime des infirmiers.

1163. Les consommations des malades sont portées au jour le jour à l'aide du relevé général. On inscrit non pas les quantités de denrées consommées, mais le nombre des portions prescrites par les médecins traitants.

1164. Le régime des infirmiers et des officiers de garde est déterminé par le tarif alimentaire, et les consommations sont inscrites journellement au moyen des menus communs et du registre d'effectif.

1165. Pour arrêter le livret mensuel, on procède aux opérations ci-après :

1166. On fait, le 30 ou le 31 de chaque mois, après que toutes les distributions sont terminées, l'inventaire des denrées.

1167. On totalise toutes les portions par nature de denrées.

1168. On opère la conversion des portions en quantités, le taux de chaque portion étant indiqué dans chaque colonne.

1169. On fait le report des consommations des malades, des divers suppléments et des régimes des infirmiers et des officiers de garde, sous les totaux du régime des officiers, dans les colonnes correspondantes, par nature de denrée.

1170. On fait la balance des entrées et des sorties et l'on détermine ainsi les quantités qui doivent rester d'après les écritures. Si les allocations sont supérieures aux consommations, il y a de ce fait un boni ; on le fait disparaître en ne portant que les quantités réellement consommées.

1171. Le livret mensuel se trouve définitivement arrêté lorsque les quantités restantes d'après les écritures sont en concordance avec les quantités restantes d'après l'inventaire.

1172. Il est arrêté en fin de mois, certifié par l'officier d'administration gestionnaire et visé par le médecin-chef.

IX. Factures mensuelles.

1173. En principe, le décompte de toutes les fournitures livrées à l'hôpital est fait à la fin de chaque mois.

1174. On distingue :

1° Les factures des fournitures faites en vertu de marchés et d'achats de matériel, lesquelles sont toujours arrêtées et ordonnancées par le directeur du service de santé au chiffre du montant total de la créance. Les imputations faites au créancier sont versées par lui au Trésor ;

2° Les factures d'achats de faible importance, payés au moyen des avances faites à l'officier d'administration gestionnaire.

1175. Il n'est établi qu'une seule facture pour les denrées et articles reçus journellement et pour lesquels l'officier d'administration gestionnaire délivre chaque jour aux livranciers un récépissé extrait du carnet à souche des bons délivrés.

1176. Les factures se divisent en deux parties : la facture proprement dite et le talon.

1177. La facture est destinée au payeur, qui la conserve, et le talon est renvoyé à l'officier d'administration gestionnaire, qui le joint au compte trimestriel en deniers.

1178. S'il s'agit de fournitures par marché, la facture appuie le mandat émis par le directeur du service de santé, et le talon est joint au bordereau trimestriel des mandats directs.

1179. Pour les achats de matériel, la facture appuie le mandat, le talon sert de pièce justificative au compte de gestion-matières, et une copie conforme est jointe au bordereau trimestriel des mandats directs.

1180. Quant aux dépenses payées par l'officier d'administration, la facture est remise au payeur pour justifier les avances, et le talon est joint au bordereau des pièces et quittances.

1181. Les factures sont soumises aux formalités du timbre de dimension quand le montant est supérieur à 10 francs, et du timbre de dimension et de quittance lorsqu'elles sont de plus de 10 francs et payées par l'officier d'administration gestionnaire.

X. Bordereau des mandats directs.

1182. Ce bordereau est établi en minute et en expédition : il comprend les factures dont le montant est acquitté sur *mandats directs*.

1183. Les factures sont enregistrées sur la minute avant d'être soumises à l'ordonnancement du directeur du service de santé.

1184. La série de numéros d'ordre d'enregistrement est annuelle, et chaque numéro est reporté sur la pièce de dépense au lieu et place du numéro du journal de caisse. Le bordereau est arrêté par trimestre, certifié par l'officier d'administration gestionnaire et visé par le médecin-chef. Les factures ne sont pas détaillées sur l'expédition, elles sont inscrites sur une seule ligne. Cette expédition est envoyée au directeur du service de santé en même temps que le compte trimestriel en deniers.

1185. Elle est appuyée des copies conformes des factures pour achat de matériel, des talons des factures et, s'il y a lieu, des autorisations de dépenses.

CHAPITRE XIII

COMPTABILITÉ-MATIÈRES

I. Nomenclature du matériel. — II. Registres-journaux. — III. Compte annuel de gestion. — IV. Pièces justificatives. — V. Remise de service. — VI. Livres auxiliaires. — VII. Comptabilité des annexes.

1186. La comptabilité-matières est régie par le règlement du 9 septembre 1888 et par l'instruction ministérielle du 23 décembre de la même année (édition refondue), sauf les modifications résultant de l'application du règlement sur le service de santé.

1187. Le matériel de la guerre comprend les matières, denrées et objets tant en service qu'en approvisionnement ou réserve.

1188. Le matériel fixe (machines ou objets quelconques attachés au fonds à perpétuelle demeure) n'est pas compris dans les comptes-matières. Ces machines et objets sont considérés comme immeubles par destination et figurent dans les états descriptifs des locaux dans lesquels ils sont placés.

1189. Les matières et objets de consommation dont il n'est pas fait approvisionnement ne sont pas non plus compris dans les comptes-matières. Ils donnent lieu, pour le service de santé, à la tenue du livret mensuel des entrées et des sorties et à l'établissement du compte trimestriel en consommation. (V. nº 1133.)

I. Nomenclature du matériel.

1190. Les objets de toute nature qui forment approvisionnement et qui, par suite, font partie du matériel proprement dit sont énumérés dans une nomenclature spéciale du 12 avril 1890.

1191. La nomenclature est divisée en chapitres groupant le matériel de même nature ou servant à l'usage commun.

Savoir :

Chapitre I.		Unités collectives.
—	II.	Médicaments, réactifs et accessoires.
—	III.	Appareils et objets de pansement et de prothèse, instruments de chirurgie.
—		

La nomenclature comprend, en outre, sous forme d'annexes:

1° Un tableau faisant connaitre la composition du nouvel arsenal chirurgical;

2° Un tableau de l'arsenal chirurgical de 1859;

3° Un état faisant ressortir la corrélation existant entre l'ancien et le nouvel arsenal;

4° Une note indicative des boites du nouvel arsenal attribuées à chaque hôpital selon son importance;

5° Un tableau de répartition des hôpitaux militaires en quatre classes au point de vue de l'arsenal chirurgical;

6° La nomenclature des effets de couchage mis à la disposition d'un malade;

7° La nomenclature des effets et objets nécessaires à un hôpital selon sa contenance en lits;

8° Une note indiquant les conditions de confection du linge à pansement et les procédés pour rendre antiseptiques les matières et objets de pansement.

1192. La nomenclature indique pour chaque objet:

Ses numéros sommaires et détaillés s'il y a lieu;

L'unité réglementaire qui lui est applicable (nombre, kilogramme, etc.);

Le prix ministériel;

Ses dimensions et son poids approximatifs.

1193. On entend par *numéro sommaire* le groupement des objets de même nature ou similaires (exemple: Médicaments n° 1), et par *numéro détaillé* le numéro sous lequel figure chacun de ces objets (exemple: Absinthe grande, n° 1-1; acide acétique, n° 1-2).

1194. L'ordre des matières, effets et objets compris dans la nomenclature, les dénominations et les prix ministériels doivent être rigoureusement appliqués par les officiers d'administration gestionnaires dans leurs comptes.

II. Registres-Journaux.

1195. Il est tenu deux registres-journaux, un pour les entrées et l'autre pour les sorties.

1196. Les pièces justificatives des entrées sont enregistrées au registre-journal, suivant l'ordre chronologique des prises en charge, par l'officier d'administration gestionnaire ; elles reçoivent un numéro d'ordre d'après leur rang d'inscription sur le registre. La série des numéros est close au 31 décembre et, en cas de mutation de gestionnaire au cours d'une année. au jour de la remise de service.

1197. Les grattages et surcharges sont formellement interdits ; les rectifications faites par ratures, en interligne ou par renvoi doivent être certifiées par l'officier d'administration gestionnaire et approuvées par le médecin-chef.

1198. Les opérations de sortie donnent lieu, soit immédiatement, soit périodiquement, à l'établissement de pièces justificatives qui sont enregistrées au registre-journal suivant l'ordre chronologique des dates auxquelles elles sont établies. Elles reçoivent un numéro d'ordre d'après leur rang d'inscription sur ce registre ; la série des numéros est spéciale aux sorties, elle est close au 31 décembre ou au jour de la remise de service. En cas d'expédition de matériel, l'officier d'administration gestionnaire expéditeur inscrit immédiatement le matériel expédié ; dès qu'il a reçu le récépissé délivré par le réceptionnaire, la date est portée au journal et c'est sous cette date que l'opération est inscrite au compte de gestion.

1199. Les registres-journaux font connaître :

1° La date de l'établissement des pièces ;

2° La date de la prise en charge par le comptable ;

3° Les numéros de la nomenclature ;

4° Le détail du matériel ;

5° La nature de l'opération (entrées ou sorties réelles dans des colonnes distinctes) ;

6° Les quantités ;

7° Le montant de la dépense lorsqu'il s'agit d'achats de matériel, ou le montant en argent des décomptes faits sur les pièces de sorties ;

8° L'exercice auquel se rapporte la dépense (entrées).

1200. La durée des registres-journaux n'est pas limitée, mais les opérations relatives à chaque gestion doivent y être inscrites séparément.

III. Compte annuel de gestion.

1201. L'officier d'administration tient un compte annuel de gestion où sont portées, au titre de chaque unité simple de la nomenclature, les entrées et les sorties d'après les inscriptions faites aux registres-journaux. Les indications relatives aux dépenses résultant d'entrées par achats ou cessions y figurent dans des colonnes distinctes par exercice.

1202. Le compte est renouvelé chaque année ou à chaque mutation de gestionnaire ; toutefois, dans ce dernier cas, pour éviter d'ouvrir dans le courant d'une année un compte nouveau, les quantités existantes lors de la remise et de la reprise de service peuvent être inscrites, à la même date, par le gestionnaire comme sorties d'ordre, et par le gestionnaire entrant comme entrées d'ordre; chacun d'eux certifie, à la même page du compte, les opérations de sa propre gestion.

1203. Les recensements effectués dans le courant de l'année sont mentionnés sommairement en tête du compte.

1204. Au 31 décembre, ou en fin de gestion, l'officier d'administration établit, pour chaque numéro détaillé, la balance des entrées et des sorties, et, par suite, les restants en magasin; il fait en outre le décompte du matériel existant.

1205. Le compte est totalisé :

1° Par numéros détaillés ;

2° Par numéros sommaires ;

3° Par chapitres de la nomenclature.

1206. Les totaux des chapitres sont en outre récapitulés à la fin du compte, de façon à donner le total général de la valeur des existants au 31 décembre.

1207. Le compte de gestion ainsi totalisé est arrêté en toutes lettres en ce qui concerne la valeur approximative du matériel. Cet arrêté est certifié par l'officier d'administration gestionnaire.

1208. Dans les deux mois qui suivent la clôture de la gestion, le compte est remis en minute au médecin-chef, qui le transmet au directeur du service de santé, avec toutes les pièces justificatives, ainsi que la minute du compte de gestion de l'année précédente.

1209. Le directeur vérifie le compte, prescrit les redressements s'il y a lieu et le renvoie à l'officier d'administration gestionnaire, qui en établit une expédition, qu'il adresse au Ministre, avec toutes les pièces, dans les cinq mois qui suivent la clôture de la gestion.

1210. Il y est annexé, en double expédition :

1° Un état décompté du matériel prêté et non reintégré ;

2° Un relevé des entrées faites en janvier au titre de l'exercice précédent ;

3° Un état de réforme (en communication);

4° Un état d'emploi du matériel réformé (en communication);

5° Enfin, un relevé des pièces à compléter par l'administration centrale.

1211. Les pièces sont classées, suivant leurs numéros d'ordre, dans des bordereaux qui indiquent seulement le nombre de pièces qu'ils renferment.

1212. Les bordereaux de pièces de sortie sont établis sur papier rose.

1213. Le directeur du service de santé renvoie la minute du compte de gestion au médecin-chef, après avoir certifié que les quantités portées en reprise d'inventaire sont bien égales à celles inscrites au compte précédent comme existant en fin d'année.

IV. Pièces justificatives.

1214. Toute gestion de matériel donne lieu à des mouvements d'entrée et de sortie, les premiers à la charge de l'officier d'administration gestionnaire, les seconds à sa décharge.

1215. On distingue dans ces mouvements :

1" Les entrées et les sorties réelles, ayant pour effet d'accroître ou de réduire l'actif du service ;

2° Les entrées et les sorties d'ordre, qui n'ont d'autre résultat que de déplacer les responsabilités des gestionnaires sans augmenter ni diminuer la nature, la quantité ou la valeur du matériel.

1216. Pour figurer en écriture soit à la charge, soit à la décharge du gestionnaire, les entrées et les sorties doivent être appuyées de pièces régulières dont la forme et le mode d'établissement varient suivant la nature des opérations.

I. Les pièces justificatives sont produites en original.

II. Toutes les pièces justificatives sont visées par le médecin-chef.

III. Les pièces justificatives des entrées et des sorties qui ne résultent pas de l'exécution d'un règlement mentionnent l'ordre en vertu duquel a lieu l'entrée ou la sortie et la date de cet ordre.

IV. Les certificats administratifs destinés à justifier les entrées ou les sorties indiquent :

1° Les quantités de matériel qui doivent être portées en entrées ou en sorties ;

2° L'ordre d'entrée ou de sortie donné par l'autorité compétente;

3° La prise en charge ou la sortie certifiée par le gestionnaire.

V. Les pièces justificatives des entrées résultant d'achat ou de cession doivent porter le décompte de la valeur d'achat ou de cession et être de tous points identiques à celles qui sont mises à l'appui du compte financier.

VI. En cas de changement de classification ou de dénomination du matériel, la pièce de sortie indique le numéro de la pièce d'entrée correspondante ; elle fait mention, en outre, des numéros de la nomenclature sous lesquels le matériel est porté en entrée.

La pièce d'entrée est la contre-partie de la pièce de sortie ; les deux pièces sont établies sous la même date.

VII. Les pièces justificatives des fabrications, confections, transformations et démolitions, sont établies conformément aux prescriptions ci-dessus.

VIII. Toute pièce d'entrée comporte la prise en charge du gestionnaire.

IX. Toute pièce de sortie justifiant d'une expédition ou d'une délivrance de matériel n'est admise à la décharge du gestionnaire qu'après avoir été revêtue de la prise en charge du destinataire ou de la partie prenante.

X. Quand les opérations d'entrée ou de sortie donnent lieu à une imputation ou à un remboursement, les pièces justificatives doivent mentionner l'accomplissement du paiement.

XI. Sur toutes les pièces donnant lieu à paiement ou à remboursement on établit le décompte de la valeur du matériel entré, et cette valeur est inscrite au registre-journal et au compte de gestion.

TABLEAU DES DIVERSES OPÉRATIONS ET DES PIÈCES A PRODUIRE

OPÉRATIONS A CHARGE	PIÈCES A PRODUIRE
Entrées réelles.	
Reprise des existants au 31 décembre de l'année précédente.........	Compte de gestion de l'année précédente.
Achats par suite de marchés ou sur simple facture...................	Talon de la facture d'achat.
Achats donnant lieu à une seule livraison........................	*Idem.*
Achats donnant lieu à plusieurs livraisons......................	Talon des récépissés comptables (P) et de la facture d'achat.
Cessions par d'autres ministères ou d'autres services du département de la guerre...................	Factures de livraison ou d'expédition indiquant le mode de réalisation du paiement.
Appels ou réquisitions à charge de paiement........................	Factures de livraison, d'expédition, ordre de prise en charge indiquant le mode de réalisation du paiement.
Réintégration de matériel précédemment imputé....................	Certificat administratif revêtu de la mention de l'ordonnance au profit du Trésor. Certificat administratif revêtu de la mention de remboursement.
Versements à titre gratuit par d'autres services....................	Facture de livraison ou d'expédition.
Versements par des comptables des armées actives.................	*Idem.*
Réintégration du matériel en service dans les corps de troupe.........	Factures de livraison ou d'expédition appuyées, s'il y a lieu, des talons des états des sommes imputées (n).
Réintégration du matériel prêté.....	Talons de récépissés comptables appuyés, s'il y a lieu, des talons des états des sommes imputées (n).
Matières et objets d'emballage provenant de versement du matériel..	Certificat administratif.
Excédents, bonis et revenants-bons de toute nature...............	Extrait de procès-verbaux ou certificats administratifs.
Récolte de plantes médicales........ Réintégration de linge à pansement..	Certificats administratifs.

OPÉRATIONS A CHARGE	PIÈCES A PRODUIRE
Produits et résidus des fabrications, confections, transformations et démolitions........................	*Idem.*
Déclassements et changements de dénomination....................	*Idem.*

Entrées d'ordre.

Versement provenant d'un magasin géré au titre du même service.....	Factures d'expédition.
Reprises de magasins par suite de mutations de comptables..........	Procès-verbaux d'inventaire.

Sorties réelles.

Existants au 31 décembre à reporter à l'année suivante.................	Compte de gestion portant inventaire.

Sorties réelles (suite).

Cessions à charge de paiement à d'autres ministères ou à d'autres services.........................	Factures de livraison portant la mention du remboursement.
Distributions à charge de remboursement..........................	Factures de livraison avec bordereaux trimestriels.
Versements à titre gratuit à d'autres services........................	Factures de livraison ou d'expédition.
Versements aux comptables des armées actives	*Idem.*
Délivrance de matériel aux corps de troupe ou aux pharmaciens des hôpitaux militaires	*Idem.*
Prêts de matériel...................	*Idem.*
Emploi des matières et objets d'emballage...........................	Certificats administratifs.
Avaries ou déficits imputés.........	Extraits de procès-verbaux portant mention de remboursement.
Avaries ou déficits non imputés, destruction, incinération, perte par force majeure, déchets de conservation...................	Extraits des procès-verbaux ou certificats administratifs.
Remise aux Domaines..............	Extraits de procès-verbaux dressés par les agents des Domaines.
Emploi de matières et objets par fabrication, confection, etc........	Certificats administratifs.
Changement de classification ou changement de dénomination......	*Idem.*

Sorties d'ordre.

Versements sur un moyen géré au titre du même service	*Idem.*
Remises de magasin par suite de mutation du gestionnaire	Procès-verbaux d'inventaire.

V. Remises de service.

1217. Lors des mutations de gestionnaires, la remise et la reprise du service sont constatées par un procès-verbal d'inventaire rapporté par le médecin-chef ou par l'autorité chargée de la surveillance de la gestion; il est signé par les deux officiers entrant et sortant.

1218. Ce procès-verbal ne mentionne que les différences constatées entre la balance des écritures et les existants réels.

1219. L'officier d'administration entrant est tenu de vérifier et de constater lui-même, contradictoirement avec le gestionnaire sortant, le nombre, le poids ou le mesurage de la totalité du matériel qui doit lui être remis; il ne peut se dispenser d'assister à l'inventaire.

1220. L'officier d'administration sortant a seul le droit de se faire représenter par un fondé de pouvoir.

1221. Les denrées ou matières en magasin ne peuvent être prises par le gestionnaire entrant qu'autant qu'elles réunissent les conditions et les qualités requises par les règlements, à moins qu'elles n'aient été reçues par les commissions ou en vertu d'ordres supérieurs, auquel cas il suffit que tous les soins qu'exigeait leur conservation aient été pris.

1222. Le matériel hors de service ou proposé pour la réforme est toujours reçu à ce classement.

1223. Dans le cas où, en raison de leur nature ou de leur mode d'emmagasinement, certaines portions de matériel n'auraient pu être recensées qu'approximativement, les existants sont établis par des certificats administratifs qui tiennent lieu d'inventaires.

1224. S'il y a des excédents ou des manquants, ils sont détaillés dans le procès-verbal, qui doit relater les causes réelles ou présumées et les explications du gestionnaire et du médecin-chef. Le Ministre statue sur les responsabilités encourues et renvoie une expédition revêtue de sa décision.

1225. Les difficultés qui peuvent s'élever entre les deux gestionnaires sur la qualité ou la condition du matériel sont jugées administrativement.

1226. Si un gestionnaire est décédé, disparu, suspendu ou empêché, le médecin-chef ou l'autorité chargée de la surveillance de la gestion doit:

1° A défaut d'un fondé de pouvoir agréé par l'administration, désigner un gestionnaire intérimaire et confier à cet officier les matières ou denrées nécessaires pour assurer le service courant;

2° Apposer les scellés sur le surplus des existants;

3° Arrêter les livres et mentionner dans cet arrêté les résultats de cette opération.

1227. Le gestionnaire intérimaire gère en pareil cas pour son propre compte : il est établi de droit gardien des scellés.

1228. A l'arrivée du nouveau titulaire, les scellés sont levés et l'inventaire définitif est établi en présence du nouveau gestionnaire et du fondé de pouvoir ou représentant nommé d'office du gestionnaire sortant.

1229. Les juges de paix ne peuvent intervenir que pour apposer les scellés sur les effets et valeurs appartenant en propre au décédé ou disparu, conformément aux dispositions du Code de procédure civile (art. 907 et suiv.).

1230. Quand les opérations d'une remise et d'une reprise de service sont terminées, le médecin-chef rend compte du résultat par un rapport sommaire adressé au directeur du service de santé, qui le transmet au Ministre avec ses observations s'il y a lieu.

1231. En ce qui concerne les objets de consommation, le livret mensuel est arrêté en fin de mois, et les restants doivent être en parfaite concordance avec l'inventaire.

1232. L'argent, les objets et valeurs déposés par les malades, de même que ceux laissés par les décédés, sont contrôlés par l'officier d'administration gestionnaire entrant, qui en donne décharge à l'officier d'administration gestionnaire sortant.

VI. Livres auxiliaires.

1233. Les livres auxiliaires dont la tenue est prescrite par l'instruction du 23 décembre 1888, sur la comptabilité-matières, sont les suivants :

1° Le livre destiné à l'enregistrement du matériel prêté ;

2° Le livre destiné à l'inscription des matériaux d'emballage ;

3° Le livre des réparations, transformations ou confections effectuées ;

4° Le carnet à souche des récépissés comptables.

1234. Pour permettre de suivre le matériel dans tous ses mouvements ou ses transformations, le règlement sur le service de santé à l'intérieur prévoit la tenue des livres auxiliaires suivants :

1° Le livret de blanchissage ;

2° Le registre du linge à pansement ;

3° Les carnets-inventaires du matériel ;

4° Le registre des procès-verbaux de la commission de réception ;

5° Le livret des réparations aux meubles et ustensiles ;

6° Le livret des réparations du linge et des effets de toute nature ;

7° Le livre-journal de la bibliothèque ;

8° Le catalogue méthodique ;

9° Le carnet des ouvrages en lecture ;

10° Le catalogue des archives ;

11° Le livret auxiliaire des mouvements du matériel entre l'hôpital central et les annexes;

12° Le carnet des expéditions faites aux corps de troupe.

Tenue des livres auxiliaires.

1235. *Carnet du matériel prêté.* — Du matériel peut être délivré après autorisation du Ministre ou de son délégué, à titre de prêt, à des sociétés ou à des personnes étrangères au département de la guerre et à des militaires n'appartenant pas à un corps de troupe.

1236. Ce matériel est immédiatement inscrit sur un registre.

1237. Une case y est ouverte pour chaque prêt.

1238. Quand le matériel prêté a été réintégré, la case qui s'y rapporte est barrée par un trait diagonal.

1239. Si le matériel est réintégré dans un magasin autre que celui qui l'a délivré, il est fait mention du magasin qui l'a reçu.

1240. Quand du matériel est délivré par un gestionnaire des hôpitaux, soit à un comptable d'un autre service de la guerre, soit à un corps de troupe, ce comptable ou ce corps de troupe doit tenir des écritures et produire un compte au titre du service de santé auquel le matériel appartient.

1241. *Livre des matériaux d'emballage.* — On peut distinguer deux catégories de matériaux d'emballage :

1° Les matériaux figurant dans la nomenclature générale du matériel, tels que caisses, plomb, toiles d'emballage, dont les mouvements d'entrée et de sortie sont justifiés au compte de gestion comme ceux du matériel ;

2° Les matériaux ne figurant pas sur la nomenclature, tels que clous, pointes, paille, ficelle, papier d'emballage, etc.

1242. Ces matériaux sont inscrits par l'expéditeur au verso des factures.

1243. Pour suivre l'emploi de ceux compris sous le n° 1, il est tenu un livre auxiliaire divisé en deux parties:

La première partie comprend les entrées, c'est-à-dire les matériaux achetés ou provenant de la démolition des colis.

La seconde comprend les sorties, c'est-à-dire les matériaux employés à la confection des colis.

1244. Le livre est totalisé et balancé en fin de trimestre, certifié par l'officier d'administration gestionnaire et visé par le médecin-chef; les résultats de la balance sont reportés sur deux certificats administratifs, l'un pour les entrées, l'autre pour les sorties.

1245. Les matériaux énumérés au n° 2 ci-dessus sont portés en entrée et en sortie, selon le cas, au *livret mensuel des entrées et des sorties des denrées et objets de consommation.*

1246. Les frais d'emballage entrent dans les dépenses d'exploitation du service de santé; en conséquence, dans le cas de cession de matériel à charge de paiement à un service du département de la guerre, la valeur des matériaux d'emballage n'est pas décomptée sur les factures.

VII. Comptabilité des annexes.

1247. La responsabilité des gérants d'annexe envers le gestionnaire de l'établissement principal est la même que celle des gestionnaires principaux envers l'État.

1248. Si le gestionnaire principal prouve que les pertes ou avaries constatées ne proviennent pas d'un défaut de soins ou de prévoyance de sa part, la responsabilité incombe directement au gérant d'annexe.

1249. Pour ces motifs, le gérant d'annexe est obligé de tenir une comptabilité spéciale du matériel qui lui est confié; s'il appartient au service de santé, les écritures à tenir sont déterminées par le règlement sur le service de santé à l'intérieur. (Art. 473.)

1250. S'il appartient à un autre service, il tient :

1° Un registre-journal des entrées et des sorties;

2° Un inventaire permanent.

1251. L'hôpital central tient un livret auxiliaire relatant, pour chaque annexe, le matériel existant au 1er janvier de l'année, ainsi que tous les mouvements d'entrée et de sortie qui affectent l'existant dans l'annexe. Les mouvements y sont inscrits sans classification des opérations.

1252. Ce livret est balancé annuellement à l'hôpital central, de manière à faire ressortir l'existant de chaque annexe; la récapitulation de ces existants donne l'inventaire du matériel en dépôt dans les diverses annexes.

1253. L'officier d'administration gérant tient un livret auxiliaire identique pour ce qui concerne son annexe; il adresse annuellement l'inventaire du matériel à l'officier d'administration gestionnaire de l'hôpital central.

1253. Les écritures générales de l'annexe sont centralisées et confondues avec celles de l'hôpital central.

1254. A cet effet, le gérant d'annexe adresse périodiquement à l'officier d'administration gestionnaire les documents énumérés à l'article 481 du règlement.

1255. Si le gérant d'annexe appartient à un autre service, il adresse au comptable, dans les cinq premiers jours de chaque trimestre, un extrait de l'inventaire permanent indiquant, pour chacune des unités qui ont fait mouvement dans le trimestre précédent, le chiffre des existants au dernier jour de ce trimestre.

1256. Le comptable vérifie cet extrait, s'assure de la concordance de ses écritures avec celles du gérant, demande, s'il y a lieu, des explications à ce dernier, et lui renvoie l'extrait, revêtu de son visa de vérification, le 15 du même mois au plus tard.

CHAPITRE XIV

COMPTABILITÉ DES FONDS

I. Budgets et Crédits.

1257. La comptabilité des fonds est régie par le règlement sur la comptabilité publique de la guerre du 3 avril 1869.

1258. Le budget est l'acte législatif qui prévoit et autorise les recettes et les dépenses annuelles de l'Etat.

1259. Il est divisé en chapitres ne comprenant que des services corrélatifs et de même nature ; les chapitres sont divisés en articles et en paragraphes. Il est d'abord voté par la Chambre des députés, qui le fait examiner par une commission, le discute et l'adopte par chapitres.

1260. Il est voté ensuite par le Sénat et sanctionné par le Président de la République. Les crédits mis à la disposition du Ministre de la guerre sont nommés crédits législatifs. Ils sont spéciaux par exercice, c'est-à-dire qu'ils ne peuvent être employés qu'à l'acquittement des dépenses afférentes à l'exercice pour lequel ils ont été ouverts.

1261. Le Ministre, premier ordonnateur, délègue une partie de ses pouvoirs et une partie des crédits dont il dispose à certains officiers ou fonctionnaires appelés ordonnateurs secondaires.

1262. Les directeurs du service de santé sont ordonnateurs secondaires. Aux armées, le chef du service de santé des étapes est également ordonnateur secondaire.

II. Exercice.

1263. L'exercice est la période d'exécution des services d'un budget ; il prend la dénomination de l'année à laquelle il se rapporte.

1264. Les crédits votés sont spéciaux par exercice, c'est-à-dire qu'ils ne peuvent être employés qu'à l'acquittement des dépenses afférentes à l'exercice pour lequel ils ont été ouverts.

1265. La loi de finances du 25 janvier 1889 spécifie que sont seuls considérés comme appartenant à un exercice les services faits et les droits acquis du 1er janvier au 31 décembre de l'année qui donne son nom audit exercice.

1266. Toutefois, pour permettre de terminer certains travaux, d'ordonnancer et de liquider les dépenses, enfin d'achever les paiements, l'exercice se prolonge :

1° Jusqu'au 31 janvier de l'année suivante pour achever les services du matériel dont l'exécution, commencée, n'aurait pu être terminée avant le 31 décembre pour des causes de force majeure ou d'intérêt public, qui doivent être énoncées dans une déclaration de l'ordonnateur ;

2° Jusqu'au 31 mars pour la liquidation et l'ordonnancement des sommes dues aux créanciers ;

3° Jusqu'au 30 avril pour le paiement des dépenses, la liquidation et le recouvrement des droits acquis à l'Etat pendant l'année du budget ;

4° Jusqu'au 30 juin pour l'autorisation et la régularisation, par des crédits supplémentaires, de dépenses afférentes aux charges publiques rendues obligatoires par la loi de finances et dont le montant ne peut être définitivement connu qu'après l'exécution des services ;

5° Jusqu'au 31 juillet pour les opérations de régularisation nécessitées par les erreurs d'imputation, par le remboursement des avances ou cessions que les ministères se font réciproquement, par les reversements de fonds à rétablir aux crédits des Ministres ordonnateurs, par la régularisation des traités de la marine et des colonies et par le versement à la Caisse des gens de mer ou à la Caisse d'épargne postale du parfait paiement des allocations des états-majors et équipages embarqués hors des mers d'Europe.

III. Délégation des crédits.

1267. Les délégations de crédit étant subordonnées à la rentrée des impôts, qui a lieu par douzièmes, se font par mois.

1268. Dans chaque direction, il est tenu une comptabilité des dépenses engagées. (Instr. du 9 mai 1893 pour l'application des dispositions de la loi du 26 décembre 1890 et du décret du 14 mars 1893.)

1269. Les résultats sont portés mensuellement à la connaissance du Ministre au moyen d'une situation faisant connaitre toutes les dépenses engagées pendant le mois précédent par marchés. adjudication, location, avances aux gestionnaires, etc.

1270. Cette situation présente un tableau comparatif des crédits délégués comparés aux dépenses engagées, qui permet au directeur du service de santé d'apprécier mensuellement les besoins présumés ou prévus du mois qui commence et du mois suivant. Il établit ensuite une demande de fonds qu'il adresse, le 1ᵉʳ de chaque mois, au Ministre de la guerre. Ce dernier centralise cette demande, avec celles qu'il a reçues des autres services, dans un état qu'il envoie au Ministre des finances pour servir à rédiger le projet de décret collectif de distribution de fonds pour le mois suivant.

1271. Dès que le décret a été rendu par le chef du pouvoir exécutif, il est notifié au Ministre de la guerre, qui répartit les crédits entre les divers ordonnateurs secondaires. L'acte qui en résulte porte le nom d'*ordonnance de délégation*.

1272. Ces ordonnances de délégation sont adressées au Ministre des finances, afin de lui permettre de régler en conséquence les mouvements de fonds. Elles sont notifiées aux trésoriers et aux ordonnateurs secondaires par des extraits indiquant l'époque où ils pourront disposer des crédits qui y sont inscrits.

1273. *Délégation des crédits aux armées.* — En campagne, le directeur du service de santé du corps d'armée adresse, les 1ᵉʳ, 11 et 21 de chaque mois, et plus souvent si c'est nécessaire, directement à l'intendant de l'armée, une demande de fonds. Aux armées, les crédits sont délégués en bloc, c'est-à-dire sans distinction de chapitres, parties ou articles, à l'intendant de l'armée qui demeure chargé de les répartir, également en bloc, au fur et à mesure des besoins, sur l'ordre du général en chef, entre les divers ordonnateurs secondaires; il communique ses répartitions au payeur général de l'armée, afin que celui-ci puisse assurer les mouvements de fonds.

1274. L'intendant adresse directement à chaque directeur du service de santé un extrait de l'état de répartition portant sous-délégation d'une partie des crédits qui lui ont été délégués.

1275. *Crédits sans emploi.* — Les crédits ou portions de crédits jugés sans emploi à l'expiration ou pendant le cours d'un exercice doivent être annulés dans les écritures de l'ordonnateur qui en est titulaire.

1276. A cet effet, ce dernier adresse un bordereau des crédits demeurés sans emploi, qu'il envoie, le 15 mai de chaque année, au Ministre.

1277. Le Ministre de la guerre transmet au Ministre des finances les bordereaux portant annulation des ordonnances ou portions d'ordonnances de délégation dont il ne doit pas être fait emploi, et adresse des extraits de ces bordereaux aux ordonnateurs secondaires, qui passent écritures des annulations dans leurs registres de fonds.

1278. *Registre de fonds.* — Les ordonnateurs secondaires tiennent un registre de fonds dits d'ordonnancement, sur lequel ils inscrivent jour par jour, et par ordre de priorité, toutes leurs opérations.

1279. Ce registre tient lieu de journal et de grand-livre ; il est divisé en trois parties.

1280. A la première sont inscrits les crédits au fur et à mesure de la réception des ordonnances de délégation ou des extraits de l'état de répartition.

1281. La deuxième reçoit l'inscription de tous les mandats émis par le directeur.

1282. La troisième présente, d'une part, l'inscription, au jour le jour, des bordereaux d'émission, et d'autre part, sur une seule ligne, le résultat mensuel des paiements effectués par les agents du Trésor.

1283. En fin d'exercice, le registre des fonds est définitivement clos, balancé, arrêté et signé par les ordonnateurs dès que le Ministre a notifié les résultats du compte général et définitif de l'emploi des crédits.

IV. Formalités relatives à l'ordonnancement.

1284. Aucune dépense faite pour le compte du département de la guerre ne peut être acquittée si elle n'a été préalablement ordonnancée directement par le Ministre ou mandatée en vertu de sa délégation par un ordonnateur secondaire.

1285. Lorsque le Ministre ordonnance lui-même, le titre qu'il établit se nomme *ordonnance de paiement*. Des extraits d'ordonnance de paiement sont délivrés en même temps à chaque créancier, afin de se présenter aux caisses publiques dans le délai fixé.

1286. Les titres par lesquels le directeur du service de santé, ordonnateur secondaire, fait emploi de crédits ministériels, se nomment *mandats de paiement*.

1287. Ils sont établis sur des formules spéciales.

1288. Les mandats sont émis par article du budget et par partie prenante individuelle, ou par partie prenante collective représentant légalement un corps entier, un détachement ou toute autre réunion régulière d'individus.

1289. Indépendamment de tous les renseignements relatifs à l'exercice, à la référence budgétaire, aux crédits sur lesquels ils sont délivrés, etc., ces titres portent un numéro d'ordre dont la série est unique par exercice.

1290. Pour être valables, les mandats de paiement doivent, en outre, être revêtus du timbre sec d'ordonnancement placé à gauche de la signature de l'ordonnateur.

1291. Les mandats ne peuvent être émis qu'au nom du créancier réel.

1292. En cas de décès, on fait précéder son nom de cette indication générale : « Les héritiers de... ».

1293. Les mandats émis sont inscrits à la deuxième partie du registre de fonds.

1294. Les ordonnateurs font parvenir chaque soir, au Trésor, un *bordereau d'émission* distinct par exercice, récapitulant tous les mandats émis dans la journée.

1295. Ces mandats, n'étant payables qu'après visa des agents du Trésor, ne sont remis aux intéressés que revêtus de cette formalité, et on doit les joindre, par conséquent, au bordereau d'émission en même temps que toutes les pièces justificatives du paiement.

1296. Les payeurs conservent les pièces, et, en renvoyant les mandats, revêtus de leur visa, aux ordonnateurs secondaires, ils y joignent le bordereau d'émission, sur lequel ils doivent faire la déclaration écrite de cette remise et du nombre de mandats visés par eux. Les ordonnateurs secondaires inscrivent alors, au-dessous de la déclaration des payeurs, un reçu qui spécifie également le nombre des mandats, font parvenir de nouveau le bordereau aux comptables du Trésor et demeurent chargés d'assurer aux ayants droit la remise des titres de paiement. (Décret du 1ᵉʳ mai 1867 ; règlement du 3 avril 1869, art. 133.)

1297. Aux armées, les mandats urgents peuvent être payés le jour même de leur émission, sur la demande des ordonnateurs, qui, dans ce cas, sont tenus de faire parvenir préalablement aux payeurs un avis spécial d'émission de ces mandats. (Décret du 24 mars 1877 sur le service de la trésorerie et des postes aux armées, art. 43.)

1298. Les mandats sont remis aux titulaires sous la responsabilité des ordonnateurs, qui doivent constater leur identité ou s'assurer de la régularité des pouvoirs des personnes qui se présentent en leur nom. La remise n'en est faite que contre récépissé détaillé.

1299. En cas de perte d'un titre de paiement, il en est délivré un duplicata sur la demande motivée de l'intéressé et sur le vu d'une attestation du comptable du Trésor établissant que le paiement n'a pas eu lieu et ne sera effectué ni par ses soins ni pour son compte. Ces deux documents appuient le titre, et copie en est délivrée à l'ordonnateur pour sa décharge.

1300. La quittance donnée sur les mandats est soumise aux formalités du timbre.

V. Dépôt et enregistrement des titres de créance.

1301. La production des pièces de dépense ou autres pouvant faire titre envers le Trésor ou relatives à des créances envers l'Etat ne s'effectue légalement que par l'envoi direct au Ministre, ou la remise, au directeur du service de santé, des comptes, factures, marchés et autres documents exigés par les règlements.

1302. La date de production est constatée :

1° Par l'inscription sur le registre d'entrée des pièces de comptabilité ;

2° Par la mention de l'enregistrement sur les pièces produites ;

3° Par la délivrance d'un bulletin de dépôt conforme au registre et contenant toutes les indications de nature à sauvegarder les intérêts des créanciers et ceux du Trésor.

VI. Comptes courants.

1303. Le directeur du service de santé tient, par exercice, un registre des comptes courants qui tient lieu de carnet des avances et des droits constatés ; ces documents sont identiques et remplissent le même but.

1304. Au registre des comptes courants, il est ouvert un compte distinct par crédit et débit à chaque créancier de l'Etat et à chaque officier d'administration gestionnaire.

1305. On porte au crédit de chacun d'eux les droits qui résultent des marchés, des conventions ou des justifications régulièrement présentées ; au débit, les mandats émis.

1306. Chaque compte est balancé en fin de trimestre.

VII. Relevés mensuels des opérations de comptabilité.

1307. L'emploi des crédits doit être porté simultanément à la connaissance des bureaux de l'administration centrale (7e Direction ; Bureau des Hôpitaux), et de celui des fonds (Direction du Contrôle ; 3e Bureau, Fonds et Ordonnances), chargé de contrôler les opérations.

1308. A cet effet, au commencement de chaque mois, le directeur du service de santé établit, pour chacun des articles du budget sur lesquels il ordonnance, des bordereaux des mandats délivrés. Ces bordereaux font ressortir, au premier jour du mois, les crédits disponibles par la balance des crédits délégués avec le montant des ordonnancements effectués ; ils donnent ensuite nominativement le détail de tous les mandats délivrés pendant le mois.

1309. Dans les dix premiers jours de chaque mois, les payeurs remettent à l'ordonnateur des bordereaux sommaires des paiements effectués, distincts par exercice, faisant connaître les paiements effectués pendant le mois précédent.

1310. A l'aide de ces bordereaux, le directeur du service de santé établit, par exercice, un relevé mensuel d'opérations de comptabilité faisant connaître, pour tous les chapitres, articles et paragraphes :

1° Les crédits reçus depuis le commencement de l'exercice jusqu'au dernier jour du mois précédent;

2° Les droits constatés au profit des créanciers de l'Etat;

3° Les mandats délivrés pour satisfaire ces droits;

4° Les paiements effectués en vertu de ces mandats;

5° Les crédits disponibles ou les insuffisances de crédits.

1311. Il adresse, du 10 au 20 de chaque mois, ce relevé, appuyé des bordereaux des paiements effectués produits par les payeurs, au Ministre (Direction du Contrôle, Bureau des Fonds et Ordonnances), qui a ainsi connaissance de l'emploi des crédits et de l'importance du service fait et soldé.

1312. Aux armées, le directeur adresse, le 10 de chaque mois, un relevé identique à l'intendant de l'armée; il joint à ce relevé le bordereau sommaire des paiements effectués par le payeur pendant le mois précédent; il vise ce bordereau.

VIII. Bordereaux mensuels et trimestriels des versements au Trésor.

1313. En cas de débets constatés, résultant d'erreurs dans les acomptes ou avances, d'avances non justifiées ou de trop payé, en cas de remboursement de cessions ou d'avances, de déficits, avaries, moins-values, etc., si le Ministre ne s'est pas réservé de statuer ou de faire statuer, le directeur du service de santé est chargé de poursuivre le versement de leur montant au Trésor; à cet effet, il établit des ordres de versement qu'il adresse aux débiteurs de l'Etat.

1314. Les ordres de reversement sont enregistrés sur un carnet spécial appelé registre des ordres de reversement.

1315. Les sommes sont reçues, à Paris, par le caissier payeur central; dans les départements, par les trésoriers payeurs; aux armées, par les payeurs.

1316. Les paiements ne sont valables qu'autant qu'ils sont constatés par des récépissés à talon, visés au contrôle dans les vingt-quatre heures de leur date. Les parties intéressées rapportent au directeur et les récépissés et les déclarations de ces versements; ces dernières pièces sont renvoyées aux comptables qui ont fait les paiements.

1317. Les récépissés à talon sont enregistrés par le directeur sur le registre des récépissés. Ils sont réunis dans un bordereau et adressés mensuellement au Ministre.

1318. Ce bordereau fait ressortir le montant des récépissés par nature de versement, cessions, imputations, etc., il est divisé en deux parties faisant ressortir distinctement les sommes à rétablir au crédit du service de santé et celles qui restent définitivement acquises au Trésor.

1319. Le directeur du service de santé est tenu d'adresser au Ministre (Direction du Contrôle, Bureau des Fonds et Ordonnances), dans les dix premiers jours de chaque trimestre et par exercice, des bordereaux de tous les versements opérés dans les caisses du Trésor à un titre quelconque pendant le trimestre précédent, et dont il a déjà transmis les récépissés. Ces bordereaux sont certifiés conformes à leurs écritures par les agents du Trésor. Les produits y sont portés distinctement par article, chapitre et paragraphe du budget, selon le cas.

1320. Si les ordres de reversement n'ont pas été suivis d'exécution, il en est rendu compte à la direction générale, qui statue ; s'il est nécessaire de recourir aux tribunaux, l'instance est suivie par le Ministre de la guerre ou ses délégués.

IX. Compte général d'ordonnancement.

1321. Au moyen des comptes courants dont il a été parlé, le directeur du service de santé établit, par exercice, un *compte général d'ordonnancement* qui présente distinctement, pour chaque nature d'établissement ou de dépense, ainsi que pour chaque officier d'administration gestionnaire ou autre partie prenante :

1° Le montant des droits constatés ou des dépenses liquidées ;

2° Le montant des ordonnancements effectués ;

3° Les restes à payer ;

4° Les trop payés dont le reversement dans les caisses du Trésor a dû être poursuivi.

1322. Il développe en outre les crédits de délégation reçus et donne la balance des crédits et des ordonnancements effectués.

1323. Ce compte est envoyé au Ministre, par bordereau spécial, dès que toutes les dépenses engagées ou prévues ont été ordonnancées et, au plus tard, du 5 au 10 mai de la seconde année de l'exercice.

1324. Aux armées, le compte général d'ordonnancement est établi, à la fin de chaque exercice, par le bureau de comptabilité et de renseignements.

X. Liquidation des dépenses.

1325. La liquidation est l'acte administratif par lequel on règle et on admet définitivement dans les comptes de l'Etat une créance après en avoir examiné et discuté la validité et la régularité.

1326. Elle est tout à fait indépendante de la constatation du droit du créancier que doit faire l'ordonnateur secondaire avant paiement.

1327. Au fur et à mesure de la réception des titres de créance, les ordonnateurs les vérifient, les arrêtent, consignent, dans des formules spéciales dites rapports de liquidation, le résultat de leur examen et proposent d'admettre tout ou partie de la créance.

1328. Les rapports de liquidation sont adressés au Ministre par les directeurs du service de santé, dans les premiers jours du troisième mois qui suit le trimestre que les dépenses concernent. (Lettre collective nº 95 du 14 janvier 1892.)

1329. Le Ministre prend une décision sur chaque rapport de liquidation, et la dépense est portée sur les livres de la comptabilité générale.

1330. Les résultats de la liquidation ministérielle ne peuvent être attaqués que devant le Conseil d'Etat.

CHAPITRE XV

BUREAU DE COMPTABILITÉ ET DE RENSEIGNEMENTS
AUX ARMÉES

I. Rôle et attributions. — II. Etablissement des comptes. — III. Acceptation des comptes. — IV. Vérification des comptes. — V. Liquidation des dépenses. — VI. Statistique médicale.

I. Rôle et attributions.

1331. Le bureau de comptabilité fonctionne à l'arrière de l'armée.

1332. Il se compose d'un personnel spécial de direction et d'officiers d'administration au service des hôpitaux. Il est placé sous l'autorité immédiate du Ministre, qui en désigne l'emplacement.

1333. Il est spécialement chargé :

1° D'établir d'office les comptes des officiers d'administration gestionnaires des formations sanitaires, ainsi que les comptes d'ensemble de l'armée ;

2° De faire parvenir aux dépôts des corps et services, tous les cinq jours, l'extrait des contrôles nominatifs des malades et blessés traités dans les formations sanitaires de l'armée ;

3° De tenir un répertoire alphabétique des militaires décédés dans les formations sanitaires, constitué au moyen de fiches individuelles donnant tous les renseignements nécessaires ;

4° De classer méthodiquement et de transmettre au Ministre (Bureau des Archives administratives) la deuxième expédition des extraits mortuaires qui lui sont adressés par les formations sanitaires ;

5° De transmettre également au Ministre (même bureau) tous les registres des actes de l'état civil qui lui sont adressés par les formations sanitaires au fur et à mesure qu'ils sont remplis ;

6° De liquider, conformément aux dispositions du règlement sur le service de santé à l'intérieur, toutes les successions des militaires décédés dans les formations sanitaires ;

7° De classer et de conserver les archives de toutes les formations sanitaires ;

8° D'établir tous les rapports de liquidation des dépenses du service de santé, à l'exception de celles effectuéès par les corps de troupe;

9º De poursuivre le remboursement au Trésor du montant des frais de traitement et des cessions à titre onéreux;

10º De fournir tous les renseignements concernant les militaires ayant été en traitement dans les formations sanitaires;

11º De centraliser, au cours des opérations, tous les documents pouvant concourir à l'établissement de la statistique médicale à la fin de la campagne.

1334. *Pièces à produire périodiquement.* — Les officiers d'administration gestionnaires des formations sanitaires adressent au bureau de comptabilité :

1335. Tous les cinq jours : Les états nominatifs de mutations des entrées et des sorties de malades.

1336. Mensuellement : 1º Les certificats administratifs journaliers des consommations;

2º Les cahiers de visite.

1337. Trimestriellement : 1º Le carnet administratif;

2º Le compte des avances de fonds;

3º Les bordereaux des pièces et quittances remises au payeur avec le double des pièces justificatives des dépenses comprenant : *a*) les souches des factures quittancées, *b*) les talons des bordereaux d'achats sur place, *c*) les états d'émargement, *d*) le registre-contrôle trimestriel du personnel militaire et civil;

4º Le bordereau trimestriel des mandats directs, accompagné des talons ou des duplicata des factures;

5º Les trois livrets mensuels appuyés des pièces justificatives;

6º Le carnet à souche des bons délivrés;

7º Le carnet à souche des reçus des prestations requises;

8º Les relevés particuliers d'aliments;

9º Les relevés généraux quotidiens des aliments;

10º La copie du carnet trimestriel du matériel avec les pièces justificatives.

1338. Eventuellement : Les registres terminés dont la durée n'est pas limitée.

1339. Avant de les envoyer au bureau de comptabilité, les documents sont certifiés et arrêtés par l'officier d'administration gestionnaire et visés par le médecin-chef. Ils sont remis au service des postes par paquets recommandés, séparément et à des jours différents, d'une part pour les registres, d'autre part pour les pièces justificatives.

1340. Avant de s'en dessaisir, l'officier d'administration gestionnaire reporte, quand il y a lieu, sur les registres du trimestre courant, les restants qui peuvent exister au dernier jour du trimestre précédent. Il fait également arrêter et vérifier le journal de caisse le jour même où il met les pièces à la poste.

II. Etablissement des comptes.

1341. Au moyen des documents qui lui parviennent périodiquement, le bureau de comptabilité et de renseignements établit les comptes ci-après, savoir :

1342. *Comptabilité en journées.* — 1° Le compte trimestriel en journées par armée ;

Ce compte embrasse tous les établissements, y compris les hôpitaux auxiliaires et infirmeries de gares; il appuie le rapport de liquidation des dépenses ;

2° Le compte général annuel en journées par armée ;

3° Les feuilles nominales décomptées concernant les personnes traitées à charge de remboursement ;

4° Le compte spécial des journées de traitement des prisonniers de guerre.

1343. *Comptabilité en deniers.* — 1° Le compte trimestriel en deniers pour chacune des formations sanitaires de l'armée ;

2° Le compte annuel en deniers pour chacune des formations sanitaires de l'armée.

1344. *Comptabilité en consommation.* — 1° Le relevé mensuel des consommations des ambulances ;

2° Le compte trimestriel en consommation des hôpitaux de campagne et d'évacuation.

1345. *Comptabilité-matières.* — 1° Le compte annuel de gestion en matières pour chaque formation sanitaire ;

2° L'état récapitulatif des comptes de gestion par armée.

1346. *Comptabilité des successions.* — Le compte annuel de destination des successions pour chaque formation sanitaire.

III. Acceptation des comptes.

1347. Lorsque les résultats d'un compte établi d'office au bureau de comptabilité et de renseignements sont de nature à engager la responsabilité de l'officier d'administration gestionnaire, ce dernier est mis en demeure d'accepter le compte. Si cette acceptation n'est pas donnée, l'officier d'administration gestionnaire en fait connaître les motifs dans un rapport revêtu de l'avis du médecin-chef et du directeur du service de santé; ce rapport est annexé au compte. Le Ministre statue.

IV. Vérification des comptes.

1348. Les observations et redressements dont les comptabilités peuvent être susceptibles sont l'objet de feuilles de vérification établics par le chef de bureau de comptabilité et renseignements et adressées, par ses soins, aux officiers d'administration gestionnaires, par l'intermédiaire des directeurs et des médecins-chefs.

1349. Après avoir reçu des intéressés les éclaircissements demandés, accompagnés des avis des médecins-chefs et des directeurs, le chef du bureau fait arrêter les comptes et les transmet au Ministre avec les feuilles de vérification.

V. Liquidation des dépenses.

1350. — Le bureau de comptabilité et de renseignements est chargé de la liquidation des dépenses du service de santé.

1351. A cet effet, il établit tous les rapports de liquidation prévus par le règlement sur le service de santé à l'intérieur, et les adresse au Ministre, avec toutes les pièces justificatives, dans les délais fixés.

VI. Statistique médicale.

1352. Le bureau de comptabilité centralise et classe méthodiquement les documents pouvant concourir, après la campagne, à l'établissement de la statistique médicale, notamment :

1° Fiche de diagnostic ;
2° Billet d'hôpital ;
3° Carnet médical ;
4° Feuille d'évacuation collective ;
5° Cahier de visite ;
6° Situations journalières ;
7° Registre des entrées ;
8° Rapports médicaux.

TABLE ALPHABÉTIQUE DES MATIÈRES

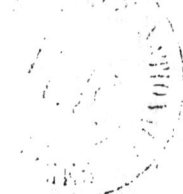

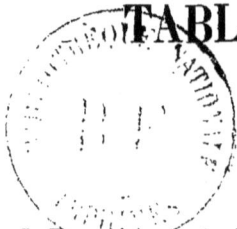

TABLE DES MATIÈRES

——

CHAPITRE V

MATÉRIEL DE CAMPAGNE

CHAPITRE VI

AMBULANCES

CHAPITRE VII

HOPITAUX DE CAMPAGNE

CHAPITRE VIII

HOPITAUX D'ÉVACUATION ET ÉVACUATIONS

CHAPITRE IX

DÉCÈS

CHAPITRE X

I. COMPTABILITÉ DES EFFETS DES MILITAIRES DÉCÉDÉS A L'INTÉRIEUR

II. COMPTABILITÉ DES VALEURS ET EFFETS DES MILITAIRES DÉCÉDÉS EN CAMPAGNE

CHAPITRE XI

RAVITAILLEMENT ET RÉAPPROVISIONNEMENT

CHAPITRE XII

COMPTABILITÉ EN DENIERS ET CONSOMMATIONS

CHAPITRE XIII.

COMPTABILITÉ-MATIÈRES.

CHAPITRE XIV.

COMPTABILITÉ DES FONDS.

CHAPITRE XV.

BUREAU DE COMPTABILITÉ ET DE RENSEIGNEMENTS AUX ARMÉES.

Paris et Limoges. — Imprimerie militaire Henri CHARLES-LAVAUZELLE.

www.ingramcontent.com/pod-product-compliance
Lightning Source LLC
Chambersburg PA
CBHW061014280326
41935CB00009B/967